TRAITÉ

DE

TOXICOLOGIE

GÉNÉRALE.

MONTPELLIER, IMPRIMERIE DE Mme VEUVE RICARD.

TRAITÉ

DE

TOXICOLOGIE GÉNÉRALE

ENVISAGÉE DANS SES RAPPORTS AVEC LA PHYSIOLOGIE, LA PATHOLOGIE, LA THÉRAPEUTIQUE ET LA MÉDECINE LÉGALE ;

PAR J. ANGLADA,

PROFESSEUR DE MÉDECINE LÉGALE A LA FACULTÉ DE MÉDECINE DE MONT-PELLIER ; PROFESSEUR DE CHIMIE A LA FACULTÉ DES SCIENCES DE LA MÊME VILLE ; MEMBRE CORRESPONDANT DE L'ACADÉMIE ROYALE DE MÉDECINE, DE L'ACADÉMIE DES SCIENCES DE TURIN, etc., etc., etc. ;

REVU ET PUBLIÉ

PAR CHARLES ANGLADA,

Fils de l'auteur, Docteur en médecine de la Faculté de Montpellier.

A PARIS,

Chez Baillière, libraire, rue de l'École de médecine, n° 13 bis ;

ET A MONTPELLIER,

Chez Sevalle, libraire, rue du Gouvernement.

1835.

AVANT-PROPOS

DE L'ÉDITEUR.

—

Depuis long-temps les amis de mon père le pressaient de publier ses leçons de toxicologie générale. Il en avait pris l'engagement ; mais des occupations de plus d'un genre, et en première ligne les exigences d'un double enseignement, ne lui laissaient pas le loisir de mettre la dernière main à son travail.

Une mort prématurée l'a enlevé aux sciences; mais ses engagemens me sont personnels, et je viens les remplir. Je devais cet hommage à la mémoire de celui qui fut toujours pour moi le père le plus tendre, le maître le plus indulgent, l'ami le plus dévoué. Je ne pouvais point oublier aussi que les travaux du savant ne sont point l'héritage d'un seul homme, mais qu'ils appartiennent à tous.

Mon père publia, en 1827 et 1828, deux volumes de *Mémoires pour servir à l'histoire générale des eaux minérales sulfureuses et des eaux thermales*. Cet ouvrage, écrit dans les intérêts de la science en général, pourrait, sous certains rapports, être considéré comme servant d'introduction à un travail plus spécial qui parut en 1833 sous le titre de *Traité des eaux minérales et des établissemens thermaux du département des Pyrénées-Orientales*. Le suffrage des sociétés savantes, françaises et étrangères, accueillit ces deux productions, et les distinctions flatteuses que l'auteur en avait reçues lui avaient permis de penser que ses recherches n'avaient pas été sans influence sur les progrès de l'*hydrologie* (1).

Dans ces premiers ouvrages on retrouvait surtout le physicien et le chimiste. On reconnaîtra dans celui-ci la plume d'un médecin habitué à interpréter la vie. Ce n'est pas sans intention que je note cette double spécialité. Les sciences *physiques* et les sciences *médicales* sont si différentes, j'allais dire si opposées par leur philosophie, qu'il y a bien quelque mérite à les faire marcher de front, sans porter atteinte à cette ligne de démarcation que la nature a tracée entr'elles, et que le paradoxe s'obstine à méconnaître.

On ne saurait confondre ce traité de toxicologie générale avec celui de M. Orfila. L'un est riche

---

(1) Je ne crains pas de dire que mon père a rendu un service en fesant connaître et apprécier les belles sources thermales du département des Pyrénées-Orientales, beaucoup trop négligées jusqu'à lui, et qui doivent prendre enfin, parmi les eaux minérales de la France, la place que leur assignent leurs vertus médicinales tant de fois éprouvées.

surtout en faits de détails ; l'autre envisage la science sous l'aspect le plus général, abstraction faite de toute application aux cas particuliers. Le professeur de Paris a pu donner à son livre le titre de *Traité des poisons* ; celui du professeur de Montpellier n'est, à proprement parler, qu'un *Traité de l'empoisonnement*.

Mais quelque importance que mon père eût attaché à coordonner ainsi les données générales qui constituent ce qu'on pourrait appeler la *doctrine toxicologique*, on pense bien qu'il n'était aucune partie de la *toxicologie spéciale* qui ne fût approfondie dans ses leçons. Une riche collection de poisons servait à la démonstration des espèces vénéneuses dont l'histoire physique, chimique et médico-légale était exposée dans tous ses détails.

La tâche du professeur semblait s'arrêter là ; mais son zèle n'était point encore satisfait ; car il avait compris que pour porter tous ses fruits, l'enseignement de la toxicologie devait être *expérimental* et s'adapter d'aussi près que possible aux besoins de la pratique. Pour obtenir ce résultat, les élèves appelés à s'exercer eux-mêmes, sous la

direction du maître, aux explorations toxicologiques, recevaient de lui un poison dont ils igno-
raient l'espèce, l'administraient à un animal, ob-
servaient avec soin les phénomènes qu'il présentait,
recherchaient le poison sur le cadavre, en déter-
minaient la nature par les procédés analytiques,
et rédigeaient un rapport. C'était là une innovation
que mon père se félicitait d'avoir introduite dans
son école; car il n'est pas douteux que le nombre
des médecins capables d'aborder sans crainte ces
difficultés pratiques est de beaucoup insuffisant.
On en compte bien peu qui joignent aux connaissances théoriques l'habitude des manipula-
tions, et qui puissent par conséquent résoudre
la question tout entière. On croit remédier à ce
vice des études médicales en associant au médecin
expert un manipulateur chargé de le suppléer :
mais n'y a-t-il pas, je le demande, un grave inconvénient à réunir, pour des recherches aussi
délicates, deux hommes diversement spéciaux,
incapables de se contrôler réciproquement ?

Pour former des médecins en état de répondre
plus tard avec assurance à l'appel des tribunaux,

il fallait les préparer d'avance en leur fesant mettre la main à l'œuvre; et c'est pour les aider dans des recherches encore peu familières qu'avait été tracé le tableau toxicologique qui se trouve à la fin de ce livre. Je puis dire d'ailleurs que les résultats de cet enseignement pratique furent toujours des plus encourageans et pour le maître et pour les élèves. Les rapports rédigés par eux l'attesteraient au besoin.

Quoique mon père n'eût d'autre ambition que celle d'être utile, son amour-propre dut néanmoins être flatté de l'accueil fait à ces leçons dans notre École. Plus d'une fois elles lui valurent, de la part de ses auditeurs, des témoignages d'une vive sympathie.

Le traité que j'offre au public trouvera-t-il, chez ses lecteurs, des dispositions aussi favorables? n'aura-t-il point à souffrir de n'avoir vu le jour qu'après la mort de l'auteur? J'avoue qu'il me serait pénible de renoncer à un espoir sans lequel je n'aurais point eu la force d'accomplir la tâche difficile que je me suis imposée.

Montpellier, Octobre 1835.

DISCOURS
PRÉLIMINAIRE.

I. Au milieu de cette grande variété d'objets qui forment les attributions de la médecine légale, nul ne mérite mieux de fixer l'intérêt par les difficultés de ses problèmes, par l'importance et la multiplicité de ses applications, que l'étude des *poisons* ou *toxicologie médicale.*

L'homme a sans cesse à se défendre contre l'influence des causes nuisibles. L'abus même des choses naturelles qui lui sont le plus utiles ou le plus nécessaires est un écueil qu'il doit soigneusement éviter, au prix de sa santé et de sa vie.

C'est pour le prémunir contre les actions délétères de l'ordre commun que l'*hygiène* pose ses règles, déploie ses ressources, signale les choses propices comme les choses contraires, apprend à bien user des unes, à éviter ou tout au moins à amortir l'ascendant funeste des autres, et protège ainsi l'existence de l'homme par de salutaires garanties.

Mais dans cette foule de productions de la nature ou de l'art que l'homme peut avoir à redouter, il en est qui se distinguent entre toutes les autres par l'énergie de leurs qualités malfaisantes, par la promptitude avec laquelle se déclarent leurs effets destructeurs, par leur aptitude à servir les lâches déterminations du crime. Ce sont là précisément les substances dont l'étude constitue cette branche des sciences médicales qui a reçu le nom de *toxicologie*.

II. Dès les premiers âges du monde, les hommes ont dû s'apercevoir que certains animaux répandaient avec leur morsure une liqueur douée d'une activité funeste; que certains végétaux pouvaient donner la mort à ceux qui en avaient fait usage, au milieu des plus affreuses douleurs ; que, parmi les corps bruts eux-mêmes, il en était dont la vie et la santé n'éprouvaient pas impunément l'atteinte. L'histoire de la toxicologie a dû commencer, pour ainsi dire, avec la race humaine.

Mais ce qui ne fut d'abord qu'une simple réunion de quelques observations empiriques qui se transmettaient par tradition, a pris successivement une extension imposante, et est enfin devenu, parmi nous, une véritable science qui se rattache étroitement au progrès de l'art médical, et fournit la clé d'un grand nombre de problèmes dont la juste solution intéresse de près l'ordre social.

III. La toxicologie entretient, en effet, avec les autres branches de la médecine, des relations aussi intimes que variées.

En signalant les espèces toxiques que l'homme doit craindre et éviter, elle fournit les plus utiles documens à l'*hygiène publique.*

Lorsqu'une substance vénéneuse, agissant sur le corps de l'homme, compromet sa santé ou menace ses jours, la toxicologie, pourvue de notions spéciales applicables dans ces cas, vient éclairer les procédés de la *thérapeutique.* De nos jours, la médecine est assez intrépide et assez sûre d'elle-même pour aller puiser, parmi les poisons, ses moyens curatifs les plus efficaces. On conçoit alors ce qu'il faut de connaissances techniques et de tact médical pour oser défendre la vie de l'homme avec les agens qui en sont les ennemis les plus indomptables.

Enfin, de la manière dont le corps de l'homme et des animaux ressent l'action des poisons, du caractère des formes morbides ou des lésions d'organes qui en résultent, se déduisent des documens d'une haute importance pour éclairer les doctrines *physiologiques* ou *pathologiques*, et servir ainsi à perfectionner la philosophie de la science médicale.

J'ai exposé, avec quelque insistance, ce genre de services dans un discours d'ouverture que je fis imprimer en 1826. Je m'y étais appliqué à faire ressortir le parti que l'on pouvait tirer des études toxicologiques, soit pour améliorer les doctrines médicales, soit pour fixer le degré d'estime et de confiance que peuvent mériter les nombreuses nouveautés de ce genre que la science voit naître chaque jour.

Ce point de vue me parut digne d'être développé, surtout à une époque où l'esprit de rénovation, un positif d'opinion que révolte le doute philosophique, un penchant peu logique pour les idées exclusives, et le dédain le plus formel pour les travaux de nos devanciers, exposent chaque jour la médecine à des révolutions qui menaceraient ses destinées. Dans des circonstances aussi difficiles, n'était-ce pas un devoir pour le professeur consciencieux, non seulement de montrer l'écueil, mais encore d'apprendre à en éviter les périls ?

IV. Parmi les relations que la toxicologie entretient avec les autres parties de la médecine, et que je me propose de passer en revue dans ce livre, j'étudierai avec un intérêt tout particulier celle qui en fait une attribution de la *médecine politique judiciaire* ; j'insisterai principalement sur les notions générales dont l'application pourra aider à la solution du *problème médico-légal de l'empoisonnement*, problème dont les difficultés égalent l'importance.

Instrumens des plus viles passions, les poisons ne sont, en effet, que trop souvent destinés à servir la cupidité, la haine ou la vengeance. La poursuite et la punition d'un tel crime réclament, à juste titre, la vigilance et la sévérité des lois. Mais s'il est nécessaire de sévir contre le coupable, il l'est bien plus encore de protéger l'innocent contre d'injustes préventions que la nature même de ce genre d'accusation rend plus faciles et plus communes.

Telle est la mission du médecin appelé à éclairer la justice ; c'est à lui surtout qu'il est réservé d'établir si la présomption est fondée ou non.

Mais de profondes études de la toxicologie peuvent seules lui fournir les moyens de résoudre avec conscience des questions aussi délicates ; sa confiance en ses propres lumières doit alors lui faire accepter une aussi grave responsabilité. S'il ne pouvait apporter dans ces explorations une masse suffisante de connaissances, il s'exposerait au danger d'appeler l'impunité sur un coupable, ou au regret d'avoir peut-être compromis les jours d'un innocent.

V. Dans tous les temps, le crime d'empoisonnement a été un fléau des sociétés ; mais aussi toutes les législations l'ont placé au premier degré de la perversité humaine, et l'ont frappé des plus rudes châtimens.

Des lois fortement répressives de ce crime étaient déjà en vigueur dès les premiers siècles de Rome.

Sous le consulat de VALERIUS FLACCUS et de MARCUS CLAUDIUS MARCELLUS, plusieurs femmes furent accusées de préparer des poisons. Dénoncées par une esclave, elles prétendirent que c'étaient des médicamens. L'une d'elles fut obligée d'en faire l'épreuve, et mourut; ses complices subirent la peine de mort.

Une nouvelle loi fut portée sous Lucius Cornelius Sylla, contre les empoisonneurs qu'elle frappait du dernier supplice. Depuis ces temps reculés jusqu'à nos jours, la vindicte publique a déployé toute sa rigueur contre ces œuvres d'iniquité (1). Si l'on consulte l'histoire sur ce sujet, elle semble répondre que le crime d'empoisonnement a été plus commun dans les siècles de barbarie, chez les peuples grossiers et ignorans, et s'efface peu à peu du milieu des nations à mesure que leur civilisation se perfectionne, que les passions effrénées s'amortissent, et que les ressorts sociaux, combinés avec art, protègent avec plus de succès la sûreté individuelle.

Rome, du temps même des empereurs, vit plus d'une fois s'élever dans son sein, des ateliers pour la fabrication des poisons, et cette révoltante industrie parvenir à la plus redoutable perfection. Qui ne connaît la trop fameuse Locuste et son horrible habileté? Voici comment Racine la signale,

____

(1) Martini, police méd., tom. 3, p. 82.

dans sa tragédie de BRITANNICUS, alors que l'infâme NARCISSE encourage NÉRON à se délivrer de son rival par le poison :

> « Seigneur, j'ai tout prévu pour une mort si juste;
> » Le poison est tout prêt. La fameuse LOCUSTE
> » A redoublé pour moi ses soins officieux;
> » Elle a fait expirer un esclave à mes yeux;
> » Et le fer est moins prompt pour trancher une vie,
> » Que le nouveau poison que sa main me confie (1). »

Le moyen âge qui, je ne sais à quels titres, est devenu parmi nous l'objet de tant de panégyriques, nous offre, dans ses chroniques, les preuves incontestables du grand nombre de ses empoisonneurs. A cette époque, qu'on nous peint sous des couleurs si séduisantes, l'art de préparer les poisons s'érige, pour ainsi dire, en métier, et l'*aqua toffana*, dont le nom seul rappelle tant d'horreurs, acquiert une affreuse célébrité dans les fastes de l'*Italie*.

On retrouve même des traces de cette industrie jusque sous le règne de LOUIS XIV. Des chambres ardentes furent érigées, plus d'une fois, dans le but de poursuivre les empoisonneurs. Le procès

---

(1) Act. IV, sc. IV.

de la femme Voisin, où furent compromis un instant les lauriers d'un illustre maréchal, celui de
cette fameuse marquise de Brinvilliers, que Mme
de Sévigné se donna le plaisir d'aller voir conduire
au supplice, figurent au nombre des causes les
plus célèbres (1).

Quoiqu'il soit vrai et consolant de dire que de
nos jours l'amélioration sociale est très-sensible
sur ce point, on ne voit encore que trop souvent les cours d'assises retentir de ces poursuites,
les médecins appelés à éclairer la justice, et la
science obligée de satisfaire à de nouveaux problèmes.

VI. Les difficultés inhérentes à de semblables
recherches, et l'insuffisance des procédés dont elles
réclament l'intervention, durent contribuer pour
beaucoup, pendant une longue suite de siècles, à
encourager les empoisonneurs par l'espoir de l'impunité, comme aussi à faire admettre la réalité

____

(1) C'est une chose digne d'être remarquée dans l'histoire du crime d'empoisonnement, malheureusement si
commun à toutes les époques, qu'il a surtout déshonoré
la main des femmes. La faiblesse naturelle à leur sexe
explique peut-être leur préférence pour ce genre d'homicide.

d'un empoisonnement dans une foule de circonstances où cette présomption était sans fondement.
Très-souvent on fut porté à supposer l'influence
d'un poison par cela même qu'on n'en pouvait
démontrer la présence, et à attribuer aux effets
d'un véritable empoisonnement une foule de maladies *spontanées* qui n'avaient avec lui d'autres
traits de ressemblance que leur brusque apparition, quelques formes apparentes, et le funeste
privilége de détruire rapidement la vie.

A cet égard, l'abus alla quelquefois si loin,
que des maladies épidémiques, sévissant à la fois
sur un grand nombre d'individus, furent attri-
buées au poison.

En 1321, les juifs subirent une horrible per-
sécution : les uns étaient brûlés vifs, les autres
chassés de France : et tout cela sous l'absurde prétexte d'une conspiration qu'ils avaient ourdie,
dans le but d'empoisonner toutes les fontaines et
tous les puits du royaume (1).

Mais à mesure que la toxicologie a perfectionné
ses méthodes, ces déplorables préventions sont
devenues moins communes, et aujourd'hui le médecin légiste, appelé à faire son rapport sur une

____

(1) Dulaure, hist. de Paris, tom. II, p. 327.

présomption d'empoisonnement, n'est en droit d'en *affirmer* la réalité que lorsque les procédés analytiques ont pu mettre la matière toxique en évidence.

Si l'état actuel de la toxicologie pratique a pu rassurer ainsi la société, il faut surtout en faire honneur aux progrès si vastes que la chimie et les sciences naturelles ont faits de nos jours, et aux travaux de certains savans qui se sont livrés à ces recherches avec un zèle et une habileté dignes de tout éloge.

Des traités de toxicologie ont vu le jour; une foule de dissertations ont été publiées sur cette matière; des rapports habilement rédigés sont venus servir de modèle; toutes les fois que des difficultés nouvelles se sont offertes, de nouvelles recherches ont été entreprises dans le but de les aplanir; et si, dans cet élan scientifique, des découvertes successives ont augmenté d'une manière remarquable le nombre des espèces vénéneuses, il faut bien reconnaître aussi que l'analyse qui s'exerce à dévoiler leurs moindres traces s'est avancée de son côté d'un pas encore plus rapide.

VII. Dans ce grand nombre d'écrits sur la toxicologie dont la médecine s'est enrichie, soit vers la fin du 18ᵉ siècle, soit depuis la naissance du

19°, je me contenterai de signaler comme autant de traités généraux où l'on s'était proposé de retracer à diverses époques l'ensemble des acquisitions de la science :

D'abord la *Toxicologie* de PLENCK, ouvrage écrit en latin et publié à *Vienne* en 1785 ;

Ensuite le *Manuel de toxicologie* de JOSEPH FRANK, dont on a une traduction française, et qui vit le jour en 1800 ;

Mais surtout le *Traité des poisons*, ou *Toxicologie générale* de M. ORFILA, production aussi remarquable par le soin que l'auteur a mis à colliger tous les matériaux de détail que la science des poisons pouvait utiliser, que par l'habileté dont il a fait preuve dans les nombreuses expérimentations auxquelles il s'est livré pour éclaircir divers points encore obscurs.

On pense bien qu'en rapprochant ainsi les traités de PLENCK, de J. FRANK et de M. ORFILA, je n'ai garde de méconnaître la haute supériorité de ce dernier ouvrage qui, venu plus récemment, a dû plus spécialement se ressentir des avantages que lui assuraient et une analyse chimique plus parfaite et des méthodes expérimentales plus fécondes.

Mais si je me plais à reconnaître l'influence heureuse qu'a exercé pour l'avancement de la toxicologie cette succession de travaux, je n'en suis pas moins convaincu qu'il reste beaucoup à tenter pour faire prospérer ce genre d'études, et adapter avec plus de fruit les documens de la science aux intérêts de la pratique. Quelles que soient, en effet, les éminentes qualités de l'ouvrage de M. ORFILA, qu'il qualifie de *Toxicologie générale*, comme pour faire entendre que la série des espèces toxiques y est complètement exposée, j'ai cru reconnaître que ce livre, riche surtout par les détails, laisse peut-être encore à désirer sous le rapport de ces vues générales qui sont les vrais fondemens de la philosophie des sciences. Me sera-t-il permis, à cet égard, d'attacher à l'étude de la toxicologie un intérêt de plus? Tel est le but que je me proposais en écrivant ce traité. Mais avant d'entrer en matière, je vais tracer le plan que j'ai suivi, afin qu'on voie bien d'avance par quel enchaînement de données j'espère arriver à des résultats si désirables.

VIII. Dans l'*introduction*, je définirai ce que j'entends par *poison*, et je ferai ressortir la nécessité de distinguer les poisons proprement dits de certains agens délétères que quelques analogies ont mal à propos fait confondre avec les premiers. Ces prolégomènes étaient indispensables pour combattre d'avance quelques opinions erronées que l'on trouve dans les livres, et bien préciser l'objet de nos études.

Ce traité sera ensuite divisé en cinq parties.

1° Sous le titre de *toxicologie physiologique générale*, la première partie comprendra les données principales de la *doctrine de l'intoxication*. Ici je m'appliquerai à déterminer la manière dont le système vivant ressent l'action pernicieuse des poisons. Je passerai en revue les conditions capables de modifier leur influence, et qui proviennent, soit de la différence des espèces animales qui y sont soumises, soit du mode de l'*individualité vitale* qui varie dans une même espèce, soit enfin des voies d'accès par où la matière a pénétré dans l'économie. J'insisterai surtout sur la distinction des poisons en deux groupes fondés sur leur diverse manière d'agir sur le corps vivant. Cette distinction intéresse de près la doctrine de l'intoxication, et je la regarde comme fondamentale.

2° La seconde partie, que je nomme *toxicologie pathologique*, sera spécialement consacrée à l'étude des formes qu'affectent les maladies produites par les poisons, ainsi qu'à l'examen des conditions sur lesquelles repose leur *pronostic*.

3° Ces données pathologiques, exposées d'une manière générale, serviront à la fois de préliminaire et de point d'appui aux vues du traitement de ces maladies qui feront le sujet de la troisième partie, ou *toxicologie thérapeutique*. Je ramènerai à quatre indications tout ce qui est relatif à ce traitement, et j'examinerai leur part d'influence dans les divers cas qui se présentent, ainsi que les moyens curatifs dont elles réclament l'emploi.

4° Quoiqu'il n'entre point dans le but de ce livre de faire l'histoire de chaque espèce toxique en particulier, je m'attacherai, dans ma quatrième partie, à apprécier le degré d'utilité des classifications le plus en vogue jusqu'ici, et je présenterai les bases de celle que j'ai cru pouvoir leur substituer, uniquement parce qu'elle s'approprie plus directement aux besoins de la médecine légale, et à la solution de quelques problèmes qui sont de son ressort.

5° Enfin, j'aurai à discuter la valeur des indices à l'aide desquels on peut résoudre ce problème : *une présomption d'empoisonnement étant donnée, déterminer si elle est fondée ou si elle ne l'est pas.* Cet ordre de considérations appartient à ce que j'appelle la *sémèiotique médico-légale de l'empoisonnement*, et fera le sujet de la cinquième et dernière partie.

TRAITÉ

DE

TOXICOLOGIE

GÉNÉRALE.

INTRODUCTION.

LA *Toxicologie* est cette partie de la médecine qui traite des *poisons.*

Elle nous apprend quelles sont les substances que l'on doit considérer comme *poisons* ; à quels caractères on distingue les espèces entr'elles ; quels effets elles produisent sur l'économie de l'homme ou des animaux ; par quels moyens on peut combattre leur action ; comment enfin on parvient à les découvrir au milieu des matières qui pourraient en masquer la présence.

On nomme généralement *poison*, en latin *venenum*, en grec τοξικον (d'où les dérivés : *toxique* qui en est synonyme, *toxicologie* et *intoxication*), toute substance qui se fait remarquer par l'intensité de l'action délétère qu'elle exerce sur les êtres vivans, ou par le pouvoir qu'elle a d'attaquer chez eux les fondemens de la vie.

Au premier aspect, on dirait qu'il doit être facile d'établir *médicalement* ce qu'on doit entendre par *poison*, et qu'on satisfait à toutes les conditions exigées, en donnant ce nom à *toute substance qui, prise intérieurement, à petite dose, ou appliquée de quelque manière que ce soit sur un corps vivant, détruit la santé ou anéantit entièrement la vie* (1).

Cependant, quand on examine la chose de près, on ne tarde pas à reconnaître qu'une bonne définition des poisons est plus difficile qu'on ne l'avait cru d'abord.

Le principal embarras provient surtout de ce qu'il est quelques substances qu'on ne saurait confondre avec les poisons proprement dits, quoiqu'elles le disputent à ces derniers en énergie destructive de la santé et de la vie. Le *virus* de la peste, celui de la fièvre jaune et autres contagions malignes, sont évidemment dans ce cas.

Cette analogie entre les véritables poisons et les *virus*, agens producteurs de tant de maladies spécifiques, est tellement prononcée, que certains médecins ont cru devoir désigner ces derniers sous

______

(1) Orfila, toxicol. gén., tom. I, p. 1, 3ᵉ édit.

le nom de *poisons morbides* (1). Il faut cependant convenir que la différence est assez tranchée pour qu'on ne doive pas les confondre.

Dans la définition que je propose, j'ai cherché à éluder cette difficulté, qui du reste n'est pas la seule, comme on pourra en juger par l'ensemble des conditions que j'ai cru nécessaire d'y faire intervenir.

J'appelle donc *poisons, les substances qui, appliquées* SUR CERTAINES *surfaces du corps de l'homme ou des animaux, et agissant en vertu de* LEUR NATURE, *produisent* HABITUELLEMENT, *quoiqu'à des* DOSES FAIBLES, *des effets qui exposent la vie à de grands dangers ou la détruisent même, et cela sans que leur matière* S'ACCROISSE OU SE PROPAGE.

En énonçant que le *poison*, pour être regardé comme tel, doit être appliqué sur *certaines surfaces du corps vivant*, j'ai voulu rappeler que telle substance peut être un poison redoutable ou se montrer innocente, suivant qu'elle est en contact avec telle ou telle partie. Ainsi, par exemple, le venin de la vipère sera avalé impunément, tandis qu'introduit dans une plaie il deviendra un poison subtil. On peut boire sans danger une certaine quantité de solution aqueuse d'acide hydrosulfu-

---

(1) Voy. l'ouvrage qui a pour titre : *observations on morbid poisons chronic and acute.* Par JOSEPH ADAMS; Londres, 1807.

rique ; mais la vie serait compromise si la même quantité de cet acide à l'état gazeux pénétrait dans les poumons.

Quand je dis que les poisons exercent leur action nuisible en vertu de *leur nature*, je fais entendre qu'on ne saurait appeler de ce nom des corps qui ne deviendraient funestes que par des propriétés physiques. Une braise de feu, une épingle qu'on aurait avalées, ne seront jamais assimilées aux poisons.

Il faut, de rigueur, que l'action délétère se prononce *habituellement*, c'est-à-dire dans la plupart des cas : une substance qui ne tiendrait sa funeste activité que de l'antipathie ou des dispositions idiosyncrasiques de l'individu qui en recevrait l'atteinte, ne serait *poison* que pour ces cas exceptionnels. L'aliment le plus sain peut agir sur certains hommes à la manière d'un vrai toxique. On a vu un morceau de fromage que quelques soldats firent avaler, par surprise, à l'un de leurs camarades qui avait pour cet aliment une répugnance invincible, décider bientôt des vomissemens, des angoisses, des syncopes et la mort même, c'est-à-dire toutes les allures de l'empoisonnement.

Par contre, lors même qu'un poison donné pourrait être pris impunément par certains individus, il n'en resterait pas moins pour cela un véritable poison.

En exigeant que l'agent délétère produise ses

effets sans que sa *substance s'accroisse ou se propage*, j'ai eu pour but de distinguer les *poisons proprement dits* des *virus* ou *poisons morbides*.

Ce qui caractérise le *virus*, c'est qu'il est toujours le produit d'une élaboration morbifique, et qu'en agissant sur le corps humain, il y développe une maladie semblable à celle qui lui donna naissance; cette maladie, soit aiguë, soit chronique, engendre à son tour un *virus* semblable à celui qui l'a produite. La cause matérielle de la transmission de ces maladies prend ainsi une extension remarquable. Rien de semblable ne s'observe dans l'action des vrais poisons. Cette différence, que J. Frank a notée dans sa définition du poison, m'a paru caractéristique, et je la lui ai empruntée (1).

Pour les mêmes raisons, il ne faut pas confondre les *venins* de certains animaux avec les *virus* contagieux. Les venins sont de vrais poisons, car leur matière ne se propage pas; au lieu que la bâve qu'un chien enragé dépose dans la blessure qu'il fait en mordant est un véritable virus qui reproduira la rage, affection, comme on sait, si aisément transmissible.

A côté de ces divers ordres de substances délétères désignées par les noms de *poisons*, de *venins* et de *virus*, il faut ranger les *miasmes*.

---

(1) Voy. le man. de toxicol., p. 4, trad. de l'Allemand; Anvers, 1803.

L'on entend par *miasmes* ces exhalaisons que fournissent les matières animales ou végétales dans l'acte de leur décomposition putride, et qui sont capables d'opérer sur l'économie vivante une influence pernicieuse.

Les miasmes tiennent en quelque sorte le milieu entre les poisons et les virus. Ils diffèrent de ces derniers en ce qu'ils ne possèdent pas leur faculté reproductive, et qu'ils n'engendrent pas comme eux des maladies spécifiquement uniformes. A l'instar des poisons, ils exercent bien sur l'homme une influence ennemie de la vie, mais ils s'en distinguent comme plus propres à faire naître une prédisposition fâcheuse, qu'à exercer une action comme nécessaire.

Il est une dernière distinction à établir entre les miasmes et les *effluves nuisibles* qui s'échappent de certains végétaux vivans, tels que le *laurier rose*, le *rhus toxicodendrum*, le *mancenillier* et bien d'autres encore. Ces effluves ne sont autre chose que des poisons gazeux qu'on pourrait considérer, par extension, comme le produit d'une sécrétion physiologique des plantes. Je les comparerais alors volontiers aux venins des animaux, en les nommant, au figuré, *venins végétaux*.

PREMIÈRE PARTIE.

—

TOXICOLOGIE PHYSIOLOGIQUE.

—

CHAPITRE PREMIER.

UTILITÉ D'UNE BONNE DOCTRINE DE L'INTOXICATION.

I. Lorsqu'un poison réalise, sur l'économie vivante, son action délétère, les désordres qui en sont le résultat constituent ce qu'on nomme un *empoisonnement*. Mais ce n'est pas là le seul sens de ce mot; on en fait également usage pour représenter l'*action d'empoisonner*. Ce qu'on nomme en jurisprudence et en médecine légale le *crime d'empoisonnement*, signifie l'*attentat à la vie d'une ou de plusieurs personnes par le moyen d'un poison*.

Pour échapper aux inconvéniens de cette double acception, il suffirait de consacrer le nom d'*intoxication*, pour représenter les effets d'un poison sur l'économie.

Une bonne doctrine de l'*intoxication* intéresse de très-près non-seulement la solution du problème médico-légal de l'empoisonnement, mais encore la thérapeutique des maladies qui en proviennent.

Lorsqu'il s'agit d'évaluer jusqu'à quel point les symptômes manifestés pendant la vie et les lésions reconnues après la mort tendent à justifier ou à détruire la présomption d'empoisonnement, pour le faire avec connaissance de cause, il faut s'étayer d'une bonne doctrine de l'intoxication.

Ainsi, par exemple, le médecin appelé à éclairer la justice, doit savoir que des phénomènes, en apparence identiques avec ceux que décident les poisons, peuvent se montrer d'une manière *spontanée*, et être tout-à-fait étrangers à l'intervention d'aucune matière toxique *venue du dehors*.

Il doit être bien averti qu'un même poison peut produire des effets très-différens, suivant les dispositions de l'individu soumis à son action ;

Que des matières habituellement douées de vertus très-modérées, agissent quelquefois sur l'économie à l'instar des poisons les plus violens ;

Qu'il est, au contraire, certains cas où les poisons les plus énergiques sont en quelque sorte amortis, et n'ont plus rien de vénéneux.

Quelquefois, dans l'impossibilité de saisir par l'analyse l'agent toxique qui a pu être cause des désordres survenus, on a cru pouvoir tirer quelques lumières de l'effet que produisent sur les

animaux les matières présumées tenir du poison,
et mêlées à leurs alimens. Comment estimer le
degré de confiance que peut offrir ce mode d'investigation, si une bonne doctrine toxicologique
n'a appris que ce qui est poison pour une espèce,
peut ne l'être pas pour une autre?

Lorsqu'à défaut de faits suffisans observés chez
l'homme, on a recours aux expériences sur les
animaux pour rechercher quels effets dérivent
de l'action d'un poison, comment étendre à l'empoisonnement de l'homme les résultats notés dans
l'empoisonnement d'un animal, si une doctrine
philosophique ne vient suggérer jusqu'à quel
point cette extension analogique peut devenir légitime ?

Enfin, si l'on ne s'est point fait une juste idée
du mode d'influence nuisible exercé par les poisons, on ne saurait convenablement mettre en
œuvre toutes les ressources que possède le traitement des maladies produites par ces agens. On
peut même dire que l'exacte appréciation de leur
manière d'agir, jette beaucoup de jour sur l'action
des médicamens, puisque celle-ci n'est souvent
elle-même que le résultat d'une *intoxication modérée*.

La nécessité d'imprimer aux études toxicologiques une direction philosophique étant ainsi établie, on est conduit, dès les premiers pas, à reconnaître qu'on a rapproché, sous la dénomination commune de *poisons*, deux ordres de subs-

tances dont le mode d'action bien différent ne saurait être expliqué par le même principe.

II. Qu'on observe attentivement les effets des divers poisons, on remarquera entr'eux une différence bien saillante qui les sépare en deux groupes.

1° Les uns agissent manifestement sur les organes vivans par des affinités chimiques qui attaquent leur constitution matérielle. Si leur pouvoir destructeur est affaibli par leur extension dans un véhicule, leur action n'est qu'irritante; si leur énergie s'accroît par la concentration, ils tuent la partie qu'ils touchent, provoquent la formation d'escarres, et dénaturent le composé organique. Dans ce cas-là, le désordre local décide le désordre général, et la vie est d'autant plus compromise, que l'organe lésé est plus essentiel dans le système.

J'appellerai ce groupe de poisons *poisons chimiques*, pour représenter le mode d'action qui les rend redoutables. On pourrait les nommer aussi *poisons cathérétiques*, *désorganisateurs* ou *anti-organiques*, pourvu qu'on entendît rappeler ainsi leur propriété de détruire le composé animal d'une manière essentielle et directe.

L'action de ces poisons est, si l'on veut, comparable à celle du feu ou des agens mécaniques, avec cette différence que, dans ce dernier cas, c'est une force *physique* qui est mise en jeu, et dans l'autre une force *chimique*. Au reste, leur propriété distinctive provient de la faculté qu'ils ont de détruire le composé animal, même après la mort. Je me contente de citer pour exemple l'acide sulfurique et la potasse caustique.

2° D'autres poisons (et c'est de beaucoup le plus grand nombre) semblent n'exercer directement leur influence pernicieuse que sur le *dynamisme vital*. Ils détruisent la vie bien moins en attaquant la texture des organes qu'en sapant les forces vitales qui les animent. Si, dans quelques cas, la désorganisation survient, tout induit à penser qu'elle n'est qu'un effet consécutif et réfléchi de l'impression faite par le toxique sur la *sensibilité vitale*. Aussi cette désorganisation, caractérisée par des escarres, des ulcérations, etc., peut se montrer loin du lieu d'application, ou même ne point se manifester sans que les résultats en soient moins funestes.

Ces poisons peuvent être appelés *anti-vitaux*, attendu que leur action toxique n'est point subordonnée à une action chimique s'exerçant sur les tissus organiques, mais bien à une propriété antipathique de la vie, dont on ignore la nature, mais dont on constate les effets. Ils sont le plus souvent tout-à-fait impuissans pour déranger la constitution chimique ou de texture du cadavre ; leur violence ne se montre qu'autant qu'ils agissent sur le système vivant en tant que vivant ; en un mot, il existe, entre les poisons *anti-vitaux* et les poisons *chimiques* ou *anti-organiques*, cette opposition bien remarquable que les premiers semblent intéresser primitivement la puissance active, tandis que les seconds attaquent d'abord l'instrument (1).

Dans ce groupe de poisons anti-vitaux se trouvent les poisons végétaux ou animaux, ainsi qu'un grand nombre de poisons minéraux.

Ce n'est pas cependant qu'on ne puisse trouver quelques vestiges d'action chimique dans des poisons que caractérise surtout une grande énergie *anti-vitale*; mais si les effets de celle-ci se développent hors de proportion avec la puissance chimique, nul doute que le poison ne rentre dans la classe des *anti-vitaux*.

On ne saurait contester, par exemple, que

---

(1) Cette distinction de la *cause active* et de l'*instrument*, que les organiciens reprochent amèrement à l'École de Montpellier, est aussi formulée en d'autres lieux. Écoutons parler M. Cruveilhier, que nous aimons à citer, parce qu'on ne pourra pas mettre en doute ses connaissances en anatomie. « *Nous aurons beau faire*, dit-il, *les organes ne seront* » *jamais que des organes, c'est-à-dire des* instrumens, *des mo-* » *biles. Il faudra toujours,* 1° *un moteur physiologique,* φυσις, » ενορμον, *forces vitales, principe vital, archée, propriétés vitales;* » 2° *un moteur psychologique,* ψυχη, *mens, âme.* » (Cours d'études anatomiques, tom. I, pag. 5.) Ce langage est péremptoire et devient très-significatif dans la bouche d'un professeur de Paris. Nous ferons seulement remarquer que le mot *principe vital*, prononcé par Barthez, représente toute autre chose que l'*archée* de Van-Helmont et les *propriétés vitales* de Bichat. Mais ce n'est pas ici le lieu de justifier la distinction. (*Note de l'éditeur.*)

l'oxide d'arsenic, le sublimé corrosif, etc., qui figurent au premier rang des poisons les plus redoutables, doivent une si terrible énergie à d'autres causes qu'à l'action chimique qu'ils sont capables d'exercer sur la constitution de nos organes. Quelle que soit, en réalité, l'action chimique du sublimé, comment deux grains de cette substance changeraient-ils la texture ou la composition de nos parties, de manière à rendre impossible l'exercice de la vie? Cela se conçoit difficilement.

Quelques toxicologues avaient tenté cependant de rendre raison de l'effet des poisons, en leur attribuant, dans tous les cas, une action chimique. On avait même voulu trouver dans l'oxigène la source de toute action vénéneuse, comme exerçant, en général, les attractions les plus fortes.

Dans cette supposition, un poison était d'autant plus actif qu'il recélait plus d'oxigène et le cédait plus facilement. On s'efforçait d'expliquer ainsi la violence des effets de certains d'entr'eux, notamment de l'oxide blanc d'arsenic, du sublimé corrosif qu'on réputait alors *muriate oxigéné de mercure*, etc. M. FODÉRÉ, entraîné d'abord par les séductions de la doctrine de LAVOISIER, avait accueilli, dans la première édition de sa médecine légale, cette interprétation chimique de l'action des poisons; mais il a eu la louable franchise d'avouer qu'il s'était trompé, et de repousser cette théorie dans les éditions postérieures (1).

____

(1) Voy. la 2ᵉ éd. de son traité de méd. lég., tom. III,

C'est qu'en effet cette doctrine n'est point soutenable; elle a contre elle des argumens irrésistibles puisés dans la chimie elle-même.

Il est bien reconnu, par exemple, que certaines substances qui ne tiennent point d'oxigène, sont cependant très-délétères : le sublimé corrosif vient se placer au premier rang. L'oxide d'arsenic ne saurait céder son oxigène, puisqu'il ne se réduit pas à la température du corps humain; il n'en est pas moins pour cela un poison des plus actifs, etc., etc.

Je reviens au sujet qui m'occupait; et pour mieux faire ressortir par anticipation le contraste que nous offrent, dans leur mode d'action, les poisons chimiques et les poisons anti-vitaux, j'invoquerai en ce moment l'exemple de la baryte caustique et de son carbonate. La première peut exercer une véritable action chimique sur la matière qui constitue nos organes, former, à l'instar des alcalis, des *escarres* sur le *vivant*, et, sur le *cadavre*, des *composés savonneux*. Mais le carbonate de baryte, que tout semble annoncer comme une matière *chimiquement* inerte, ne laisse pas d'empoisonner les animaux, ce qui le fait employer comme *mort aux rats*. Nul doute que ce ne soit, dans ce sens, un poison anti-vital.

Ce que j'ai dit par rapport aux poisons anti-

---

p. 455; Paris, 1813. Il expose les motifs qui l'ont décidé à abandonner sa première opinion.

vitaux est exactement applicable à la doctrine de
l'action des médicamens. En effet, dans l'appréciation des effets qu'ils produisent sur l'homme
malade, on a rarement occasion de distinguer des
effets chimiques, et l'on ne peut rendre légitime-
ment raison de leur action curative qu'en l'attribuant aux divers modes d'impression qu'ils produisent sur le système, et aux réactions vitales
que ces impressions sollicitent dans tel état donné
de l'économie. On remarque, en effet, que la manière dont le système vivant ressent l'action des
remèdes est évidemment en rapport avec le caractère des modifications que la maladie lui a fait
subir.

Ce point de philosophie thérapeutique, qui
peut être avantageusement élucidé par l'étude du
mode d'action des poisons, permet d'apprécier,
comme elle le mérite, cette tendance aujourd'hui
très-répandue, à étudier l'action des substances
médicamenteuses en les essayant sur l'homme en
santé. J'espère démontrer, dans le cours de ce
livre, les vices de ces prétentions et la nécessité
d'apporter désormais, dans ces recherches, une
logique plus sévère et des vues plus médicales.

Je me suis contenté, jusqu'à présent, de justifier la distinction que j'ai cru devoir faire de deux
groupes de poisons. Je passe à leur étude générale, qui fera ressortir tout le profit que la toxicologie peut retirer de cette mesure.

CHAPITRE DEUXIÈME.

DES POISONS ANTI-VITAUX EN GÉNÉRAL.

L'admission des poisons anti-vitaux n'est point nouvelle dans la science. Les bons observateurs ont reconnu, dans tous les temps, qu'un grand nombre de poisons exercent leur action toxique bien moins par les désordres locaux qu'ils occasionent sur la surface d'application, que par l'influence pernicieuse qu'ils exercent sur le système en général.

Les anciens, qui avaient très-bien aperçu la grande analogie qui existe entre les *poisons*, les *virus*, les *miasmes* et autres causes matérielles des affections malignes, admettaient que ces diverses causes délétères agissaient en éteignant ce qu'ils appelaient le *calidum innatum*, c'est-à-dire la flamme vitale dont le cœur était réputé le siége, et en fesant naître dans cet organe, l'un des principaux foyers de la vie, une réfrigération promptement mortelle.

Cette théorie sur le mode d'action des substances nuisibles, les avait conduits à recourir, pour le traitement de l'empoisonnement et des contagions malignes, aux médicamens *échauffans*, aux *cordiaux* et aux *alexipharmaques*.

Il ne doit point être question ici des vices de

cette théorie de l'intoxication, non plus que du peu de fondement des conséquences thérapeutiques qu'on en avait déduites. Il me suffit de constater que les anciens avaient très-bien noté ce fait capital que les poisons agissent surtout sur le principe des forces, et qu'il faut diriger le traitement contre le genre d'affection dont ce principe a été frappé.

Suivant MEAD, à qui l'on est redevable d'excellentes dissertations sur les poisons, leur première impression se dirige sur le *système nerveux*, ou ce qu'il appelle les *esprits animaux*, et les lésions organiques qui surviennent ne sont que des effets consécutifs de cette première impression (1).

BARTHEZ, traitant rapidement des poisons dans ses *Nouveaux élémens de la science de l'homme*, déclare n'entendre parler que de ceux qui, agissant en petite quantité sur le corps vivant, *y produisent des effets mortels ou extrêmement graves, sans opérer directement une destruction ou corruption physique des organes* (2). L'inflammation, l'érosion, la gangrène, qui sont les résultats familiers de l'empoisonnement, ne se rattachent alors à l'action des poisons que d'une manière indirecte, et ne sont que des conséquences éventuelles de l'altération

---

(1) Œuv. compl., tom. I, p. 56.
(2) Nouv. élém. de la sc. de l'hom., tom. II, p. 193. 2ᵉ éd.

introduite dans le système des forces du corps vivant.

MAHON regardait l'action *anti-vitale* comme tellement caractéristique d'un certain groupe de poisons, qu'il avait cru devoir la mentionner dans la définition du poison. Il fallait, suivant lui, désigner ainsi : *les matières qui, prises intérieurement ou appliquées de quelque manière que ce soit sur un corps vivant, sont* CAPABLES D'ÉTEINDRE LES FONCTIONS VITALES, *ou de mettre les parties solides ou fluides hors d'état de continuer la vie* (1).

Quelques toxicologues encore plus récens, accommodant leur sentiment sur ce point à certaines opinions dominantes, attribuent les effets généraux des poisons, 1° à l'absorption de leurs molécules qui leur permet de circuler dans le système ; 2° à l'action qu'ils exercent sur le système nerveux.

Cette manière de voir me semble défectueuse en ce qu'elle admet comme certain ce qui est en question.

Est-il bien démontré, par exemple, que les poisons ne produisent des effets généraux qu'autant qu'ils sont absorbés? J'espère rendre, par la suite, extrêmement probable, en m'appuyant d'un grand nombre de faits, que l'absorption n'est pas une condition *indispensable* pour que les poisons anti-vitaux exercent leur pouvoir destructeur.

---

(1) MAHON, méd. lég., tom. II, pag. 259.

En supposant même que l'absorption ait lieu, est-ce sur le système nerveux que l'impression nuisible va se diriger? Cela n'est pas toujours, puisque, comme on le verra plus tard, certains poisons qui sont tout-à-fait inertes quand on les applique directement sur les nerfs ou leurs annexes, sont de la plus terrible énergie quand on les emploie d'une autre manière.

Si donc il n'est pas certain que, dans tous les cas où les poisons décident des phénomènes généraux, il y ait eu absorption; s'il n'est pas non plus démontré que, dans le cas où ils tuent sans lésion organique appréciable, ils aient affecté le système nerveux, n'est-il pas plus médical et plus philosophique d'établir, comme formant leur caractère distinctif, qu'ils sont *surtout* poisons en ce qu'ils exercent sur le système en tant que vivant une influence qui lui est antipathique? Cette interprétation est sans hypothèse; elle n'est que l'expression pure du fait; elle est incontestable pour quiconque observe la nature sans préventions.

Sans doute cette influence *anti-vitale* s'accompagne, dans la plupart des cas, de lésions organiques plus ou moins graves : je n'ai garde de le nier; mais si une fois elle éteint la vie sans le concours de ces lésions, encore faut-il bien reconnaître que ces lésions ne sont point *nécessaires* pour que l'action des poisons se prononce, et que leur apparition n'est qu'une suite de l'affection introduite primitivement dans le système des forces; d'où il résulte que la mort peut survenir souvent sans que ces lésions aient eu le temps de se réaliser.

Sait-on cependant d'où peut provenir cette activité antipathique de la vie dont se trouvent doués les poisons dont je m'occupe? La théorie a-t-elle entrevu quelque principe qui puisse servir à expliquer d'aussi pernicieux effets?

On a bien essayé, dans ce sens, de nombreuses hypothèses, mais aucune d'elles ne satisfait aux conditions du problème. On n'a pas plus de lumières sur la cause qui rend telle substance si ennemie de la santé et de la vie de l'homme et des animaux, qu'on n'en a pour expliquer les vertus des médicamens. Sait-on pourquoi tel médicament est tonique, tel autre anti-périodique ou purgatif? Avons-nous trouvé, pour rendre compte des effets de l'opium, une raison meilleure que celle qu'en donnait MOLIÈRE?

Puisqu'il ne nous est point permis de nous élever jusqu'à la notion des véritables causes qui font que les poisons anti-vitaux sont poisons, il est, je crois, plus conforme à la saine philosophie de se borner à accepter le fait comme une donnée primitive recueillie par l'expérience, et d'en référer encore à l'expérience pour l'étude des conditions générales et appréciables auxquelles le résultat de l'action des poisons peut être subordonné. Il me serait facile de démontrer que c'est la marche qu'on suit dans les sciences physiques, et qu'elle intéresse éminemment leurs progrès.

Je ne crains pas d'avancer que cette manière
d'envisager les poisons anti-vitaux est la plus utile
puisqu'elle seule permet de mettre d'accord la
théorie de leur action avec l'ensemble des faits.
C'est par elle seule qu'on peut concevoir, par
exemple, pourquoi ce qui est poison pour une
espèce cesse de l'être ou devient même un aliment pour une autre ; pourquoi un même poison, agissant sur une même espèce, peut avoir
des effets si différens, suivant que sa première
impression est dirigée sur tel ou tel organe , ou
que les dispositions vitales sont diversement mo-
difiées ; pourquoi les poisons peuvent amener la
mort sans laisser de traces de lésions organiques ;
pourquoi l'habitude amortit si efficacement l'énergie d'un poison ; pourquoi l'effet mortel de certains poisons est tellement prompt, qu'il exclut
la possibilité ou du moins la probabilité d'une
désorganisation suffisante pour amener la mort ;
pourquoi il est donné à certains poisons, quelle
que soit la voie par où ils attaquent l'économie,
de diriger leur action, avec une sorte de préférence, sur un tel système d'organes.

La doctrine de l'intoxication, fondée sur l'admission des poisons anti-vitaux, permet d'embrasser
ces diverses données et autres analogues. Or, il
faut bien reconnaître que si le mode d'action des
poisons chimiques ne peut être expliqué par les
mêmes principes, ils méritent bien de former
une classe à part. C'est ce que les faits vont démontrer.

I. Qu'il y ait des substances qui sont véné-neuses pour certains animaux, et ne le sont pas pour d'autres, c'est ce que l'observation a établi de la manière la moins équivoque. Bien plus, elles peuvent servir d'alimens à certaines espèces. Les exemples en sont nombreux.

Ainsi la petite ciguë (*œthusa cynapium*), qui est un poison pour l'homme et les oiseaux, ne l'est plus pour les autres animaux.

Le *phellandrium aquaticum* (L), mortel aux chevaux, est sans activité sur les bœufs (1).

Le doronic (*doronicum*) tue les chiens et est un aliment pour les chèvres, les alouettes et les hiron-delles (2).

L'aconit (*aconitum*), qui est fatal aux loups, est innocent pour les chevaux (3).

Les étourneaux se nourrissent de graines de ciguë (*conium maculatum,* L) les faisans, de graines de pomme épineuse (*datura stramonium*), les cor-beaux, de graines d'ivraie (*lolium*), les cochons, de racine de jusquiame (*hyosciamus*) (4); et l'on sait que ces divers végétaux sont des poisons pour l'homme.

-----

(1) PLENCK, toxicol., pag. 10 (1785).

(2) PLENCK, *ibid.* — Selon quelques auteurs, le mot *do-ronicum* est formé d'un mot arabe qui signifie *poison de léopard.*

(3) VIREY, pharm., tom. I, pag. 35.

(4) Voy. PLENCK, *ibid.*

Le persil et le poivre que l'on sert sur nos tables sont funestes, le premier aux oiseaux, le second aux cochons.

Au dire de PLENCK, les amandes amères tuent les renards, les chats et les gallinacés.

L'aloès (*aloe*) fait périr les renards et même les chiens, quoique pris à très-faible dose.

L'arsenic, s'il faut en croire M. HARMAND DE MONTGARNY, semble n'agir sur les loups qu'en qualité de drastique.

L'ellébore, qui, comme on sait, est un violent purgatif pour l'homme, donne de l'embonpoint aux chèvres et aux corneilles (1).

Je tiens d'un de mes anciens élèves, M. le docteur BARROS, que, dans le Brésil, sa patrie, le suc de manioc, si redoutable pour les chevaux, sert journellement à désaltérer les cochons.

M. GOHIER, professeur à l'École vétérinaire de Lyon, s'est assuré que les chevaux, les mulets et les ânes sont moins faciles à empoisonner qu'on ne pourrait le croire, et que les poisons font bien moins d'impression sur les animaux ruminans que sur ceux qui ne ruminent pas. Il leur administrait de grandes doses d'arsenic, de ciguë, de belladone,

---

(1) LUCRÈCE connaissait les faits de ce genre, comme on peut en juger par les vers suivans :

> Quippè videre licet pinguescere sæpè cicutâ
> Barbigeras pecudes, homini quæ est acre venenum.
>
> (De rer. nat.)

de morelle, de noix vomique, d'opium, et il trouvait ces animaux peu accessibles à l'action de ces toxiques (1).

M. le docteur Franz essayant les effets du brôme et des hydrobrômates sur les diverses espèces d'animaux, a reconnu que les chats sont beaucoup plus sensibles à l'action de l'hydrobrômate de potasse que les autres animaux, même plus petits. Deux grains de ce sel, étendus de trois onces d'eau, décident, sur les chats, des accidens fâcheux, et restent sans effet sur les lapins et les pigeons (2).

Il y a quelques années (1820) qu'à Genève, le propriétaire d'un bel éléphant, ne pouvant s'en rendre maître, et redoutant son état d'insurrection que favorisait l'orgasme printannier, se vit forcé de le sacrifier à la sûreté publique. On essaya d'abord les poisons. On lui fit prendre trois onces d'acide prussique, que l'on avait mêlé à dix onces d'eau-de-vie, boisson dont l'animal était très-friand. Le redoutable mélange fut avalé, mais il resta sans effet. On eut recours alors à l'administration de trois onces d'acide arsénique pétri avec du sucre et du miel. L'ingestion en fut faite, mais avec aussi peu de succès. L'animal semblait inaccessible aux poisons les plus redoutables ; et cependant son état d'excitation paraissait très-propre à

---

(1) Cité par Fodéré, méd. lég., tom. III, pag. 456.
(2) Bull. Férussac des sc. méd.; Fév. 1829, pag. 312.

en seconder l'action. Enfin, on suppléa à leur impuissance par la voie plus sûre du canon (1).

Ces faits, et tant d'autres qui leur sont analogues, ne démontrent-ils pas que l'action des poisons anti-vitaux n'a rien de nécessaire, et qu'elle est subordonnée aux divers modes de la vitalité des espèces animales qui en reçoivent l'atteinte ? Il est donc évident que s'il fallait tracer pour chaque espèce vivante la série des poisons qu'elle a à craindre, on trouverait dans chaque série quelques substances différentes.

II. On a prétendu que le nombre des poisons auxquels chaque espèce vivante est accessible est d'autant plus grand que sa sensibilité est plus exaltée. A l'appui de cette opinion, on remarque que les animaux dormeurs ou paresseux, dont la sensibilité est obtuse, supportent sans inconvénient des doses même très-fortes des poisons les plus violens. C'est ainsi qu'on a pu administrer aux loirs, aux marmottes, de grandes quantités de sublimé corrosif, sans qu'il ait été mortel pour eux.

Cependant, s'il en était comme on le dit, l'homme aurait à craindre à lui seul au moins autant de poisons que toutes les autres espèces réunies, attendu qu'elles sont toutes placées à un rang inférieur sur l'échelle de la sensibilité. Par la même raison, chaque espèce devrait redouter au moins

____

(1) Bibl. univ., 1820, tom. XIV, pag. 159.

autant de poisons que toutes les espèces placées au-dessous d'elle. Le nombre des poisons qui pourrait atteindre chacune d'elles serait la mesure de sa sensibilité; et les rapports de cette faculté vitale dans chaque espèce différente pourraient être évalués par des chiffres. Or, les faits que j'ai rapportés plus haut démentent ces prévisions. N'ai-je pas dit que l'aloès, dont l'homme a peu à craindre, est un violent poison pour les chiens et les renards? Les amandes amères, dont l'action vénéneuse sur les renards et les chats est très-décidée, sont sans danger pour l'homme.

La petite ciguë étant un poison pour les oiseaux et non pour les autres animaux, il en résulterait que ceux-ci leur sont inférieurs par le degré de leur sensibilité, et cependant l'ellébore, ai-je dit, engraisse les corneilles, tandis qu'il est généralement funeste aux quadrupèdes.

Je conclus, 1° que c'est moins le degré de sensibilité qui fait que telle substance est poison pour telle espèce et non pour telle autre, que le mode même suivant lequel elle s'exerce; 2° que, malgré qu'il y ait pour l'homme plus de poisons que pour aucune autre espèce, on ne serait pas en droit d'avancer que ce qui serait poison pour tout autre animal le serait aussi pour l'homme; 3° enfin, qu'une substance qui serait vénéneuse pour l'homme, ne pourrait *à priori* être réputée poison pour les animaux. Il est cependant vrai de dire qu'il y a plus de probabilités pour cette extension analogique dans le premier cas que dans celui-ci.

A la suite de ces considérations vient s'offrir très-naturellement la question du degré d'utilité que peuvent avoir les expériences sur les animaux pour éclairer l'intoxication de l'homme.

III. On peut tirer parti des essais tentés sur les animaux avec les poisons pour diverses vues de la toxicologie ; mais les conséquences auxquelles ces recherches conduisent, dans quelques cas, ont besoin d'être déduites avec une certaine réserve.

Ces sortes d'expériences ont pour but : 1° d'éclairer la thérapeutique de l'empoisonnement ; 2° de faciliter la recherche chimique du poison ; 3° de servir à la détermination des effets d'un poison ; 4° enfin, de suppléer à l'analyse dans les cas où ses procédés sont impuissans.

1° *Sous le rapport de la thérapeutique de l'em-poisonnement.* Il est quelquefois possible de détruire la qualité vénéneuse d'un poison, soit en le combinant avec une autre substance qui produise avec lui un composé inerte, soit en le dénaturant par une action chimique qui le rende innocent ou moins actif. Dans ces cas, il n'est plus question que de savoir jusqu'à quel point les actions chimiques capables de neutraliser ou de décomposer le poison pourront amener l'effet désiré, dans les organes digestifs, sans léser leur constitution. A cet égard, on conçoit que les essais entrepris sur les animaux, notamment sur les chiens, fournissent des résultats généralement applicables à l'homme.

2° *Sous le rapport de la recherche chimique du poison.* Certains poisons introduits dans les premières voies de l'homme, se trouvant en contact avec les liquides qui affluent dans ces cavités, ou avec le tissu même des organes, peuvent être décomposés ou combinés avec les solides, d'où résultent des changemens qui contribuent à masquer le poison. Il doit donc être utile de rechercher ce qui peut arriver à ce sujet à tel ou tel poison. Or, comme les mêmes conditions chimiques se rencontrent à peu près dans l'estomac des chiens, par exemple, et dans celui de l'homme, il semble que, pour cet objet, des expériences exécutées sur ces animaux peuvent rendre des services réels.

On prévoit, d'ailleurs, sans que je le dise, la facilité qu'on peut acquérir, pour la recherche chimique des divers poisons, en s'exerçant à les démêler à travers leur association avec les matières contenues dans les voies digestives des animaux.

3° *Sous le rapport de la détermination des effets d'un poison.* S'il est vrai, et les faits le prouvent, que ce qui est poison pour une espèce vivante ne l'est pas toujours pour une autre ; s'il est vrai encore qu'un poison donné n'agit pas de la même manière sur tous les animaux qui en reçoivent l'atteinte, on est porté à se demander jusqu'à quel point les effets produits par tel poison sur un animal seront conformes à ceux qu'il présenterait sur l'homme.

Quelques médecins ont soutenu que les résultats de ces essais ne sont nullement légitimes ; d'autres, que les poisons éprouvés sur les chiens se comportent absolument comme ils le feraient sur l'homme, et par conséquent que l'observation des symptômes et des lésions survenues chez ces animaux peut servir à tracer l'histoire des effets que ces mêmes agens décideraient sur l'homme lui-même.

Quant à moi, je suis très-porté à croire que ce mode d'investigation mérite d'inspirer plus de confiance que ne le veulent les premiers ; qu'il faut le mettre en œuvre avec plus de réserve que ne le prétendent les seconds.

Les expériences sur les animaux se montreront d'autant plus utiles, que les animaux qui en seront l'objet paraîtront plus généralement disposés à ressentir, comme l'homme, les effets des agens toxiques. Si cent substances, vrais poisons pour l'espèce humaine, ont été toutes vénéneuses pour une espèce animale, il est grandement probable qu'une cent-unième, qui serait poison pour cette espèce, le serait aussi pour l'homme.

A cet égard, moins l'espèce aura été éprouvée, et plus les conclusions seront hasardées si on les transporte à l'homme. Les chiens sont, comme on sait, particulièrement recherchés pour ces sortes d'expériences. M. ORFILA assure qu'après en avoir fait plus de 3ooo sur ces animaux, et avoir comparé les résultats à ceux que l'on observe sur l'homme, *la différence est nulle par rapport à la nature des symptômes et des lésions organiques que les poisons développent* (1).

Il cherche même à déduire *à priori* cette uniformité d'effets, de l'analogie d'organisation. « D'ailleurs, dit-il, l'anatomie comparée nous apprend » que les parties qui constituent les chiens sont » essentiellement les mêmes que celles qui entrent » dans la composition du corps humain : même » disposition, mêmes caractères, mêmes propriétés » du système absorbant dans l'une et dans l'autre » de ces espèces d'animaux (2). »

Je pourrais admettre comme fait donné par l'expérience, que les poisons qu'on a essayés sur les chiens ont toujours amené mêmes effets que sur l'homme, que je ne saurais souscrire à attribuer cette uniformité d'effets à cette prétendue uniformité d'organisation que l'on invoque. Les différences et les analogies sensibles de la constitution organique ne suffisent point pour rendre raison de la manière dont les espèces vivantes ressentent l'action des agens extérieurs. Peut-on, je le demande, expliquer par des différences appréciables d'organisation, la variété des effets produits par un même poison sur des espèces animales, même assez voisines dans l'ordre zoologique ? Les

---

(1) Toxicol. gén., tom. I, pag. 34, 3ᵉ édit.
(2) *Ibid.*, pag. 35.

faits de ce genre que j'ai déjà cités peuvent-ils s'accorder avec cette interprétation? M. Orfila lui-même ne dit-il pas, à la même page, que *les chiens sont beaucoup plus impressionnables par la noix vomique que l'homme* (1)? Que l'on m'apprenne quelle peut être la différence d'organisation cause de cette plus grande impressionnabilité, et pourquoi les chiens, bien plus impressionnables par la noix vomique, le sont bien moins que l'homme par tant d'autres agens (2)?

Ces considérations m'amènent à cette conclusion : si les expériences exécutées sur les animaux, notamment sur les chiens, dans le but de prévoir quels effets une substance donnée produirait sur l'homme, peuvent offrir quelques résultats réellement utiles, ce n'est cependant qu'avec beaucoup de prudence qu'on peut les étendre à l'intoxication de l'homme.

Cette opinion, comme on peut le penser, n'est relative qu'à l'intoxication par des poisons *antivitaux*. Je prouverai par la suite qu'il n'en est pas

---

(1) Toxicol. gén., tom. I, pag. 35.

(2) Tandis qu'*un quart de grain d'acétate de morphine*, donné à l'homme, est suffisant pour le faire dormir, *cent grains* de cet acétate, administrés à un chien bien portant, ont déterminé des symptômes graves, à la vérité, mais qui n'ont pas été suivis de la mort. (Recher. et exp. sur les effets de l'acétate de morphine, par MM. Deguise, Dupuy et Lacret; 1824, pag. 4.)

de même à l'égard des poisons *chimiques*. Comme l'action de ces derniers est en quelque sorte une action nécessaire basée sur des affinités chimiques, et que la composition des organes des animaux est très-analogue à celle des organes de l'homme, il n'est pas étonnant que les poisons de cet ordre provoquent, dans toutes les espèces, des phénomènes de désorganisation semblables. Je tiens beaucoup à cette distinction, que je regarde comme essentielle.

4° Des expériences sur les animaux comme supplément de l'analyse. Il est des cas où la considération des symptômes observés pendant la vie, et des lésions organiques constatées sur le cadavre, dépose fortement en faveur de la réalité d'un empoisonnement, quoique l'analyse la plus habilement conduite ne puisse mettre en évidence l'existence d'un agent vénéneux.

Cette impuissance de l'analyse peut provenir de ce que le poison employé échappe encore à l'efficacité de nos moyens chimiques. Les poisons animaux et végétaux sont généralement dans ce cas. Lorsque cela arrive, on a cru pouvoir s'éclairer en fesant avaler à certains animaux les matières que l'on présume recéler un poison, après les avoir mêlées à des substances alimentaires, et tenant compte des effets qu'ils en ressentent.

Ce qui empêchera toujours que les épreuves de ce genre conduisent à des conséquences bien légitimes, c'est qu'il peut se développer dans les voies digestives de l'homme, par les seules forces de la nature, des matières d'un caractère tellement délétère, qu'elles produisent sur les animaux qui les avalent ou auxquels on les inocule, les effets des poisons les plus actifs. Lorsque je m'occuperai de la *séméïotique de l'empoisonnement*, je citerai quelques faits qui ne laissent, à cet égard, aucun doute, et j'en déduirai, comme conséquence, que les essais de ce genre sont loin d'avoir les avantages que certains médecins leur avaient attribués.

Je ne puis quitter tout-à-fait le sujet qui m'occupe en ce moment, sans dire un mot d'une précaution que certains toxicologues, habitués aux essais sur les animaux, ont cru devoir prendre pour assurer l'effet des poisons. Elle consiste à lier l'œsophage des animaux auxquels on a fait avaler la substance vénéneuse que l'on éprouve, afin d'en prévenir l'expulsion par le vomissement, et de lui laisser le temps de produire tous ses effets.

Au simple énoncé de cette opération, on serait tenté de croire qu'elle a dû introduire, dans l'économie de l'animal, un état maladif douloureux capable de décider par lui-même des accidens graves qui, pouvant être confondus avec les effets du poison, rendront moins légitimes les inductions qu'on peut en tirer.

M. Orfila, qui a surtout mis en pratique ce moyen, assure cependant que lorsque la ligature de l'œsophage a été faite avec dextérité, elle ne donne lieu par elle-même, durant les deux premiers jours, qu'à une fièvre légère et à un peu d'abattement, sans vestige de lésion organique, et que les animaux sur lesquels on l'a exécutée après leur avoir fait avaler des poisons, offrent précisément les mêmes phénomènes que ceux chez lesquels l'administration des mêmes poisons n'a point été suivie de la ligature de l'œsophage, pourvu toutefois que ceux-ci n'aient point rejeté les matières par le vomissement.

L'opinion de M. ORFILA est sans doute d'un grand poids. Mais sans vouloir prétendre que l'œsophagotomie n'ait quelques-uns des avantages qu'on lui attribue dans les expériences où on la pratique, je ne puis dissimuler cependant qu'il est de fortes raisons de suspecter son utilité, lorsqu'il est question de tracer la physionomie d'un empoisonnement d'après l'enchaînement des symptômes qu'il fait naître, ou d'après l'ensemble des lésions organiques qu'il a laissées à sa suite. Ces symptômes et ces lésions étant, en effet, eux-mêmes sujets à de grandes variétés, seront bien éloignés de devenir plus constans par suite de l'ouverture et de la ligature de l'œsophage, et ne pourront, au contraire, que présenter plus d'anomalies (1).

---

(1) Voy. ORFILA, toxicolog. génér., tom. I, pag. 36 et suiv.

IV. Ce n'est pas seulement en passant d'une espéce vivante à une autre qu'une substance peut se montrer vénéneuse ou cesser de l'être. Il est bien plus remarquable encore qu'un même poison agissant sur l'homme peut tantôt manifester l'énergie la plus redoutable, et tantôt, au contraire, ne faire paraître qu'une action modérée, ou se comporter même comme une substance inerte. Si, dans le passage d'une espèce à une autre, on a pu croire, comme je l'ai déjà dit, que la diversité des effets tient à la différence d'organisation, on ne saurait invoquer ce principe quand l'action des poisons s'exerce sur une espèce toujours la même. Dans ces cas, on ne peut guère avoir recours qu'à des modifications de la *vitalité*.

Ainsi trois conditions peuvent faire varier les effets d'un poison employé sur une même espèce. Ces différences se manifestent, 1° suivant que l'impression immédiate du toxique s'exerce sur telle surface vivante ou sur telle autre; 2° suivant les dispositions individuelles ou *idiosyncrasiques*; 3° enfin, suivant le caractère des modifications que certaines circonstances ont pu accidentellement introduire dans la vitalité des organes, ou, pour mieux dire, dans l'*ensemble vivant*.

V. 1° Que certains poisons agissent très-diversement, selon qu'ils atteignent l'économie par telle ou telle voie, c'est ce qu'établissent des faits nombreux.

Le venin de la vipère, qui, introduit dans le

système par la morsure de l'animal, est doué d'une si funeste activité, peut être amené dans l'estomac sans le moindre danger, ainsi que l'ont expérimenté MEAD, FONTANA, MANGILI, etc. On attribue la même variété d'effets au venin des serpens les plus redoutables, ainsi qu'à certains poisons végétaux des plus violens (1).

On assure, par exemple, que les sauvages avalent, sans en être incommodés, le *ticunas* dont la propriété vénéneuse est d'ailleurs si exaltée, que les blessures faites avec des flèches empoisonnées par son suc deviennent mortelles en quelques minutes seulement (2).

---

(1) Les anciens connaissaient ces faits-là; c'est ce que prouvent les vers suivans de LUCAIN que le goût de la poésie n'avait point détourné de l'étude des sciences. CATON veut rassurer ses soldats qui refusent de boire l'eau d'une source où nagent des serpens venimeux. Voici les paroles que le poète met dans sa bouche :
    « *Ne dubita miles tutos haurire liquores ;*
   » *Noxia serpentum admisto sanguine pestis.*
   » *Morsu virus habent et fatum dente minantur,*
   » POCULA MORTE CARENT.... » (Pharsal. lib. IX.)

(2) M. COINDET prétend s'être assuré que l'écume des animaux enragés peut être avalée par des chiens, à quelque dose que ce soit, sans produire aucun symptôme d'hydrophobie; tandis que la plus petite quantité, introduite dans une blessure, la décide inévitablement. Il en serait alors du *virus rabique* comme du venin de la vipère, etc. (Bibl. univ., tom. III, pag. 68 ; 1823.)

Fontana a constaté, à l'égard du même poison, que si on l'applique directement sur les nerfs, il ne manifeste aucune action délétère; au lieu que, mis en contact avec le sang circulant dans les vaisseaux, à peine touche-t-il le liquide que l'animal meurt sur-le-champ.

Pour le dire en passant, cette observation n'est pas sans importance pour déposer en faveur de la vitalité des liquides et de leur analogie d'affectibilité dans les solides. N'est-on pas en droit de dire que le sang a aussi son mode de sensibilité, et que l'impression faite sur lui par le toxique détruit plus ou moins vite les conditions de son influence vitale?

M. Ségalas a exécuté, il y a peu d'années, des expériences qui confirment celle de Fontana, et qui lui ont fait conclure que les maladies ont leur cause dans le sang. Ayant rendu, par exemple, un animal paraplégique par la section de la moelle spinale, et ayant appliqué de l'extrait de noix vomique sur les parties paralysées, il a vu survenir le tétanos aussi vite et aussi fortement que si le système nerveux était resté dans son état d'intégrité.

Il a vérifié encore que, la moelle demeurant intacte, mais le cours du sang étant intercepté entre la surface d'application et le cœur, l'empoisonnement n'a pas eu lieu.

Si je fais mention de ces expériences, c'est que je les crois propres à établir cette vérité, qu'on a d'ailleurs tant d'occasions de constater en médecine, savoir : que chaque partie du corps vivant, soit solide, soit liquide, a une sensibilité propre qui n'est pas tellement en rapport avec l'intégrité de l'organisation, qu'elle ne puisse percevoir l'impression des poisons qu'en vertu de la réaction du système nerveux dont les organicistes font le lien nécessaire entre toutes les parties sensibles du corps vivant.

Certes, s'il est vrai que les muscles de la cuisse se contractent tétaniquement, malgré que la communication avec le système nerveux soit ainsi interrompue, encore faut-il que cette condition, qu'on est habitué à regarder comme si essentielle, ne le soit pas autant qu'on a voulu le prétendre. On remarquera d'ailleurs que, suivant ce que dit M. Ségalas, le sang serait bien moins le véhicule des molécules du poison, pour l'amener jusque sur le système nerveux, qu'il n'en serait altéré lui-même. Dans les expériences qu'il a eu occasion de faire, il assure avoir trouvé des altérations plus prononcées dans le sang lui-même que dans les solides examinés avec la plus scrupuleuse attention (1).

Je ne pense pas qu'il fût bien nécessaire de recourir aux expériences sur les animaux vivans pour constater que le sang est doué de la vie ; qu'il peut ressentir, à sa manière, certaines impres-

---

(1) Voy. la rev. méd., an. 1826, tom. I, p. 476.

sions, et devenir, selon les cas, cause et siége de plusieurs affections. Pour mettre cette vérité hors de doute, il suffisait d'observer attentivement ce qui se passe dans l'homme malade. Les résultats déduits de ces observations auraient été d'autant plus légitimes pour la physiologie et la pathologie *humaines*, qu'on les aurait empruntés à l'étude directe de l'homme lui-même. Ce sont des principes qui ont acquis depuis long-temps droit de domicile dans notre École, et qui n'ont le mérite de la nouveauté, pour quelques médecins qui les reprennent aujourd'hui avec une sorte de ferveur, que parce que des préventions théoriques avaient jusqu'à présent empêché de tenir compte d'une foule de faits qui conduisent irrésistiblement à ces conséquences.

VI. Ce genre d'observation, qui témoigne que certains poisons décident des effets fort différens, suivant qu'on les applique au corps humain par telle ou telle voie, pourrait, au besoin, être corroboré par la considération des effets thérapeutiques que produisent quelques poisons lorsqu'on les approprie, à faibles doses, au traitement des maladies.

Cotuxi avait déjà noté, par exemple, que l'opium, employé en lavement et agissant sur le rectum, est doué de plus d'activité, toutes choses égales, que lorsqu'il est ingéré dans l'estomac. Cette remarque a été depuis souvent confirmée, et pourrait être étayée de plusieurs observations analogues. On a expérimenté que l'huile de rue, qui exerce sur la matrice une action fortement excitante, ne produit aucun effet sur la conjonctive. Ne sait-on pas que le suc de betterave, en contact avec le palais, donne une saveur douce; tandis qu'il devient irritant si on le porte dans les fosses nasales ?

VII. 2° Parmi les causes qui peuvent modifier les effets des poisons sur l'homme, il en est une dont l'importance ne saurait être niée : je veux parler de cette disposition mystérieuse de la vitalité qui, envisagée comme propre à chaque individu, est connue des médecins sous le nom d'*idiosyncrasie*.

Sans doute l'état de plénitude ou de vacuité de l'estomac, au moment de l'ingestion du poison, est très-propre à aggraver ou à affaiblir l'effet qu'il produit sur l'économie, et pourra servir, par exemple, à rendre raison de la diversité d'effets qu'un mets empoisonné aura occasionés sur un certain nombre de convives : celui-là aura moins à redouter en général, qui avait pris une plus grande quantité d'alimens ; mais ce n'est point de cela qu'il s'agit. Je prétends, en ce moment, que, toutes choses égales d'ailleurs pour la quantité d'alimens ingérés, le sexe, l'âge, la force du tempérament ou mieux de la constitution, etc., l'impression produite par le poison pourra être très-variable, suivant les dispositions idiosyncrasiques.

Tantôt un individu supportera, sans en être gra-

vement incommodé, de fortes doses d'un poison
même très-violent; tantôt, au contraire, de faibles
proportions d'une substance vénéneuse ou même
innocente décideront des désordres d'une grande
intensité, à tel point que des substances d'une
activité d'ailleurs très-modérée pourront être trans-
formées en poisons mortels.

M. Degnerre, médecin de Plombières, rapporte
l'observation d'un homme que vingt grains d'émétique laissaient impassible, et qui ne pouvait avaler
quelques grains de sucre sans éprouver des nausées, des vomissemens ou des tranchées.

Morgagni raconte, dans son bel ouvrage sur le
siége et les causes des maladies, qu'un homme de
5o ans, qui avait été traité à l'hôpital pour un
délire mélancolique, ayant pris, à la veille de sortir,
une demi-drachme d'extrait d'ellébore noir, uniquement en qualité de laxatif, fut empoisonné
avec douleurs atroces et évacuations alvines sans
vomissemens, quoique ce fût la dose de ce médicament habituellement administrée aux malades (1).

Les faits de ce genre sont très-nombreux; il
serait superflu de multiplier les citations, car il
n'est pas un médecin qui n'en ait recueilli dans sa
pratique. En effet, l'influence de cette disposition
idiosyncrasique qui introduit de si notables variétés
dans l'énergie relative de tel ou tel poison, se re-

____

(1) Trad. franç., tom. IX, pag. 552.

trouve, à tous momens, dans les effets des médi-camens. Tandis que certains individus résistent au vomissement et ne peuvent l'obtenir qu'en renfor-çant les doses du tartrate antimonié de potasse , d'autres sont, au contraire, d'une telle suscepti-bilité, qu'il faut bien se garder de leur adminis-trer la dose ordinaire, sous peine des plus graves accidens.

Il est même d'observation que l'idiosyncrasie ne se borne pas à exalter ou à amortir l'activité des poisons ou des médicamens; elle va encore quel-quefois jusqu'à transformer accidentellement en vrais poisons les substances alimentaires de l'usage le plus familier, surtout lorsque quelque aberra-tion de la sensibilité a fait naître de l'antipathie pour ces sortes de mets. Ainsi, le beurre, le fro-mage, le porc, certains poissons, etc., donnent souvent lieu à ces anomalies. M. FODÉRÉ dit avoir pour le thon une répugnance si grande, que, s'il lui arrive de couper son pain avec un couteau qui a touché ce poisson , il est assuré de vomir et de se trouver mal. J'ai beaucoup connu une personne chez laquelle l'ingestion de quelques fraises déter-minait toujours un état pénible (1).

---

(1) Ces variétés dans le mode d'action des poisons, qui tiennent à l'idiosyncrasie de certains individus, se remar-quent chez certains peuples, et s'expliquent alors par l'in-fluence générale du climat sur les tempéramens. Ainsi

VIII. 3° Jusque-là ces modifications de la vitalité qui impriment de si singuliers contrastes à
l'action des poisons, se rapportent, soit à des régions de l'économie différentes, soit à des individus
différens; mais il peut arriver aussi qu'*une même
substance* toxique ou médicamenteuse, prise à des
époques peu éloignées, et introduite *par la même
voie*, produise, sur *le même individu*, des effets op-
posés. Certes, ce n'est point dans un changement
d'organisation qu'il faudra rechercher la cause de
ces différences; elles ne sont explicables qu'autant
qu'on admet que le système des forces vitales a subi
des modifications particulières.

M. Alibert (élém. de thérap., tom. I, pag. 399, 4ᵉ édit.)
assure que, chez les *Lapons*, les préparations arsenicales
excitent à peine la contractilité musculaire des intestins
sans altérer l'organisation; et s'il faut en croire Linné,
les coliques spasmodiques sont traitées, chez eux, par
l'huile de nicotiane, qui est chez nous un terrible poison.
(Cité par Barthez, tom. II, pag. 265.)

Fourcroy voyant les poisons préconisés par Storck dans
le traitement de certaines maladies, échouer souvent
entre les mains des médecins Français, était tenté d'attribuer ce résultat à la différence du tempérament des habitans du nord, comparé à ceux de nos climats; et c'est, je
crois, une observation qu'il ne faut pas perdre de vue lorsqu'on transporte dans d'autres pays l'emploi de certains
médicamens dont l'utilité a pu être constatée. (Voy.
Fourcroy, l'art de connaître et d'empl. les méd., tom. I,
pag. 15.)

Ainsi on a prétendu que le persil, qui est pour les oiseaux un poison très-actif, et qui n'a cependant rien de vénéneux pour l'homme, le devient pour ce dernier dans certaines névroses, notamment dans l'épilepsie (1).

FALLOPE cite l'observation d'un criminel, qui put prendre impunément deux gros d'opium peu avant le retour d'un accès de fièvre quarte, et que la même dose de ce remède fit périr quand il la prit dans un autre temps (2).

HOFFMANN, à qui les observations de ce genre n'avaient point échappé, a fait ressortir, dans sa dissertation *de medicinâ emeticâ et purgante post iram veneno*, l'extrême danger qui accompagne l'administration d'un émétique ou d'un purgatif à la suite d'un accès de colère (3).

Si les changemens que l'état de maladie, les passions de l'âme et tant d'autres causes imprévues peuvent introduire dans la susceptibilité vitale, sont ainsi capables de dénaturer, pour ainsi dire, l'action que les poisons, les médicamens ou les alimens exercent sur l'économie dans son état le plus ordinaire, on est forcé à reconnaître combien sont peu concluantes les expériences que l'on exécute sur l'homme en santé pour découvrir les

---

(1) BARTHEZ, sc. de l'hom., tom. II, pag. 195.
(2) Cit. par BARTHEZ, *ibid.*, p. 207.
(3) Tom. IV, part. 2e, p. 291.

vertus des médicamens et en étendre analogique-
ment les résultats au traitement de ses maladies.

M. Fodéré en fait très-judicieusement la remarque : « J'ai fait autrefois , dit-il , l'essai sur ma
» personne, à titre d'expérience, des médicamens
» les plus héroïques, et je me suis convaincu que
» l'homme malade suit d'autres lois que l'homme
» sain (1). »

Les vertus que l'on assigne à un médicament
doivent donc , pour être légitimes , avoir été déduites d'épreuves directes exécutées sur l'homme
malade. Comment pourrait-on , par exemple ,
deviner la vertu anti-périodique du quinquina,
si l'on n'a essayé ce médicament dans les affections périodiques ? Le castoréum ne paraît pas avoir
d'action sur l'homme sain , tandis que les praticiens lui en attribuent une très-décidée sur l'homme malade. Je suppose que l'on éprouve pour la
première fois les mercuriels sur un homme en
santé ; les effets irritans qu'on leur verra produire
ne seront-ils pas de nature à décourager celui qui
aurait eu l'idée de les introduire dans le traitement des affections syphilitiques, si disposées par
elles-mêmes aux phénomènes d'irritation ? Cela est
si vrai , que Swediaur et bien d'autres après lui
ont reconnu que les mercuriels ont une tout
autre action sur l'économie, suivant qu'ils sont

____

(1) Méd. lég., tom. III, p. 479; 1813.

administrés pendant que l'affection vénérienne persiste, ou depuis qu'elle a disparu, c'est-à-dire depuis le retour de la santé. Cette différence a même indiqué, dans certains cas, que la syphilis qu'on s'occupait de combattre était radicalement guérie (1).

Après de pareils faits, on n'est plus surpris que l'état de maladie permette de prendre certaines doses de poisons violens ou de médicamens actifs dont l'emploi, dans l'état de santé, serait suivi des plus funestes conséquences.

Le docteur FORDYCE, proposant l'arsenic et le cuivre dans le traitement des fièvres intermittentes, ajoute que si on les fait prendre en même quantité à une personne bien portante, ils produisent des douleurs aiguës, des affections de l'estomac qui peuvent causer la mort (2).

On sait depuis long-temps avec quelle largesse l'opium peut être administré pendant le tétanos, sans qu'on ait à craindre le narcotisme, au lieu que les plus faibles doses de ce médicament provoquent des excitations fâcheuses aussitôt que l'affection s'est dissipée. M. DUNCAN STEWART, médecin d'Édimbourg, donnait l'opium de deux en deux grains, *toutes les demi-heures*, à un malade

----

(1) SWEDIAUR, obs. prat. sur les mal. vén, p. 211. Trad. franç.

(2) Annales de chimie, tom. 65, pag. 217; 1808.

atteint du tétanos, qui n'en put supporter deux grains, *dans le courant de la journée*, dès que l'état convulsif eut cédé. Alors se montrèrent la céphalalgie, les vertiges, l'orgasme cérébral, etc. (1).

Si les contre-stimulistes Italiens sont si prodigues du tartre stibié dans le traitement de certaines maladies, et notamment dans la pneumonie, sans qu'il en résulte de vomissement, ne faut-il pas l'attribuer aux modifications introduites par l'état morbide dans la susceptibilité vitale? L'économie acquiert alors une aptitude nouvelle qui lui permet de résister momentanément à l'activité de certaines substances, et la faculté de supporter sans vomir une plus ou moins grande dose d'émétique, est réputée la mesure de cette aptitude.

IX. Ces dispositions de l'homme vivant qui lui permettent de ressentir de diverses manières l'action des substances très-actives, ne paraissent pas être *essentiellement* proportionnelles au degré appréciable de la sensibilité; c'est-à-dire que, connaissant celle-ci, on ne pourrait, *à priori*, décider la manière dont elle supportera l'impression, quoiqu'à vrai dire une sensibilité obtuse se montre souvent moins accessible.

Ce que j'ai dit au sujet des idiosyncrasies me semble propre à attester, en effet, que le degré

____

(1) Rev. méd., 1re an., 6e livrais., p. 129.

de sensibilité d'un individu ne décide pas toujours du caractère de l'effet produit par les poisons. Celui qui, en vertu d'une disposition qui lui est propre, ressent outre-mesure l'action d'une substance donnée, pourra subir l'action de toutes les autres à la manière commune, sans qu'on puisse invoquer une diminution de la sensibilité.

Aussi, lorsqu'on tient compte des faits que je viens de citer, et des conséquences qui en dérivent, on n'a pas le droit d'être étonné qu'un poison sévisse quelquefois avec violence sur une personne robuste, jouissant de toute la plénitude de la santé, et épargne au contraire un sujet débile et infirme.

M. Amoreux a rapporté, dans les Annales de médecine pratique de Montpellier, l'observation de deux jeunes demoiselles qui, par suite d'un quiproquo, furent empoisonnées par les cantharides. L'une d'elles, fort délicate et atteinte d'une phthisie héréditaire, prit environ 2 onces de poudre de cantharides, et n'en éprouva qu'une légère chaleur au gosier et quelques ardeurs d'urine que le médecin parvint aisément à dissiper; l'autre qui, jouissant de la santé la plus brillante, s'était contentée de prendre une pincée du prétendu remède, uniquement pour encourager son amie à surmonter sa répugnance, fut prise d'accidens violens, et succomba quoiqu'elle eût en sa faveur, et l'exiguïté de la dose, et un état de santé en apparence si propre à la résistance (1).

Au rapport de TACITE, SENÈQUE le philosophe mourant par ordre de NÉRON, et attendant la mort dans le bain, après s'être fait ouvrir les veines des quatre extrémités, s'impatienta de la lenteur du moyen : il voulut en hâter le terme en prenant du poison à large dose ; mais il resta sans effet ; la faiblesse causée par l'hémorragie amortit probablement l'action vénéneuse. Je ne doute pas qu'elle n'eût été efficace avant la perte de sang.

X. Ce que je viens de dire à l'égard des poisons anti-vitaux, est également applicable à l'influence des virus, des miasmes, dont l'action est principalement subordonnée aux aptitudes vitales du système sur lequel ils agissent ; épargnant souvent les sujets faibles, valétudinaires, d'une sensibilité obtuse ou d'une certaine mobilité, mais s'attachant avec une sorte de fureur aux individus athlétiques. Il est assez ordinaire de voir les grandes épidémies ou les contagions malignes enlever proportionnellement plus d'hommes faits que d'enfans : c'est une remarque que les médecins Français n'ont pas manqué de faire pendant le règne de la fièvre jaune à Barcelonne. Les vieillards ont généralement, comme on sait, peu à craindre durant les maladies pestilentielles.

C'est une chose bien établie par l'observation,

____

(1) Tom. XXII, p. 253.

que l'usage habituel de l'opium, au milieu des ravages des contagions malignes, affaiblit notablement l'aptitude à contracter ces maladies, sans doute à cause de l'espèce de torpeur dont il frappe l'économie, et qui reproduit, pour ainsi dire, les conditions qui rendent les vieillards moins accessibles.

Les médecins Allemands disent avoir constaté que l'emploi de la belladone est un excellent préservatif dans les épidémies de scarlatine. HUFFELAND assure que sur 156 enfans à qui on fit prendre l'extrait de cette plante, dans une de ces épidémies, 131 furent préservés ; ce qu'il attribue à la diminution de susceptibilité nerveuse, sans laquelle la contagion ne saurait se réaliser (1).

XI. Puisqu'il est reconnu que les poisons antivitaux, les médicamens et les virus qui transmettent les contagions malignes, n'exercent sur l'homme vivant qu'une influence relative aux dispositions vitales du système que tant de causes ont pu préparer ou modifier, nous sommes naturellement amenés à concevoir comme possible que l'action d'un poison devienne curative de celle d'une autre ; et c'est, en effet, en partant de ce principe que l'on peut classer comme conformes à la doctrine certains faits qu'au premier coup d'œil on serait tenté de suspecter.

SIKORA rapporte, dans son *conspectus medicinæ*

----

(1) Gaz. de santé, 15 Mars 1825.

legalis, l'histoire d'une femme qui, empoisonnée à l'aide de l'arsenic, et éprouvant des coliques atroces, reçut de son mari, dans un verre d'esprit de grain qu'elle demandait, une nouvelle dose d'arsenic qui la calma aussitôt et dissipa les accidens (1).

Quelque singuliers que soient les faits de ce genre, Zacchias ne les mettait point en doute ; car il répond affirmativement à la question de savoir si un poison peut servir d'antidote à un autre : *an venenum veneno resistat?* Selon lui, cette vérité n'est pas seulement connue des médecins, mais même de ceux qui sont étrangers à leur art. Le fait qu'il emprunte à Ausone pour appuyer son opinion, est trop singulier, pour que je me dispense de le citer : *Extat Ausonii elegantissimum epigramma, in quo casus adulteræ narratur, quæ, cùm marito toxicum propinasset, neque crederet esse sufficiens ad illum interimendum, hydrargyrum exhibuit, ex quo factum est ut vir salvus fieret,* POSTERIORE VENENO PRIMUM EXPELLENTE. *Ratio ejus rei est,* ajoute Zacchias, *quia venenorum inter se quædam antipathia est quâ se mutuò expellunt ac vincunt* (2).

Les faits que je vais rapporter me paraissent tenir au même principe, quoique différens par certaines circonstances.

---

(1) *Conspectus med. leg.*, p. 131, § XXXIII; 1780.
(2) Voy. Zacchias, *quæst. med. leg.*, p. 79, quest. X.

PLUTARQUE raconte qu'HYRODES, roi des Parthes, étant tombé dans une maladie de langueur qui dégénéra en hydropisie, fût empoisonné par PHRAATE, son second fils; mais le poison et la maladie ayant servi de remède l'un à l'autre contre l'attente de ce fils impie, et s'étant chassés réciproquement par une heureuse crise, comme le malade commençait à se mieux porter, PHRAATE prit une voie plus courte et plus sûre, et l'étrangla de ses propres mains (1).

M. DACIER, traducteur des œuvres de PLUTARQUE, ne peut s'empêcher de suspecter ce fait, sur ce qu'il serait bien singulier que le poison eût servi de remède à l'hydropisie et l'hydropisie au poison. Je dirai, avec M. FODÉRÉ, qu'un semblable scrupule est pardonnable à un littérateur, mais ne saurait être accueilli d'un vrai médecin qui a tant d'occasions d'observer des faits du même ordre.

Lors de la retraite de l'armée Française de devant St-Jean-d'Acre, on fut réduit, par les exigences du moment, à laisser à Jaffa 50 pestiférés dans un état absolument désespéré. Par des motifs qu'il ne m'appartient pas de qualifier, on leur administra, d'ordre supérieur, de fortes doses de laudanum. La moitié à peu près de ces infortunés éprouvèrent des crises salutaires qui les rendirent à la vie contre toute probabilité (2).

---

(1) PLUTARQUE, vie de CRASSUS; cit. par FODÉRÉ, méd. lég., tom. III, pag. 479.

(2) SÉGUR, victoires et conquêtes, tom. X, pag. 312.

De pareils faits cessent de surprendre, si l'on songe que nous ne fesons pas autre chose en thérapeutique, lorsqu'agissant par voie de méthodes perturbatrices, spécifiques ou métasynchritiques, nous combattons une intoxication morbide par des intoxications artificielles portées et maintenues au degré convenable.

N'est-ce pas en vertu de ce principe que doivent être interprétés les bons effets que l'on obtient tous les jours, dans le traitement des maladies, de l'emploi de tant de médicamens dont le caractère vénéneux est incontestable, tels que le *nitrate d'argent* dans l'épilepsie, la *belladone*, le *datura stramonium* et autres plantes vireuses dans d'autres affections nerveuses, l'*aconit* dans le rhumatisme invétéré, l'*hydrochlorate de baryte*, l'*hydriodate de potasse* dans les affections scrophuleuses, les préparations *arsenicales* dans les fièvres intermittentes rebelles, etc.

Il arrive même quelquefois que les bons effets de ces agens toxiques ne se dessinent d'une manière positive qu'autant que le degré d'intoxication qu'ils provoquent est assez élevé. C'est ainsi, par exemple, qu'un jeune pêcheur à qui M. Fodéré avait conseillé l'usage des pilules de Barton, composées d'arsenic et d'opium, pour combattre une fièvre quarte tenace, en ayant avalé, en une seule prise, une trop grande dose, en fut quitte pour des coliques d'estomac et un flux dysentérique d'une semaine ; mais la fièvre quarte fut radicalement guérie (1).

Un enfant des environs de Montpellier, profondément scrophuleux, à qui l'on fesait faire usage de l'hydrochlorate de baryte à doses très-ménagées, en ayant pris, par inadvertence, une quantité trop forte, éprouva les accidens alarmans d'un empoisonnement qu'on parvint à dissiper. Cette secousse eut cela d'heureux qu'elle fut curative de l'affection scrophuleuse.

La médecine pullule de faits de ce genre ; et l'on conçoit combien les conséquences qui en dérivent sont importantes pour la thérapeutique.

XII. C'est le propre des poisons anti-vitaux que l'impression qu'ils décident sur le corps vivant peut être singulièrement affaiblie par l'habitude, à tel point que l'usage long-temps continué d'une substance peut changer le poison même le plus violent en une matière tout-à-fait innocente.

MITHRIDATE, si célèbre dans l'histoire par sa haine pour les Romains, l'est devenu également dans les fastes de la médecine, pour avoir réussi à se rendre en quelque sorte inaccessible aux poisons.

Ce fait, tant de fois cité, fait naître cependant quelques difficultés. On se demande si l'habitude contractée d'un poison servirait de défense à l'éco-

---

(1) Méd. lég., tom. III, pag. 481.

nomic contre l'action de poisons d'un genre différ-
rent; c'est ce qui n'est nullement probable. On
ne voit pas trop alors comment Mithridate avait
pu se rendre ainsi rebelle à l'action des poisons.
On peut néanmoins augurer que, de son temps,
les poisons le plus spécialement en vogue étaient
assez peu nombreux pour qu'il pût espérer d'être
à l'abri d'un empoisonnement, en se familiarisant
avec les substances qui en étaient les instrumens
les plus ordinaires (1).

Comme exemple de ce que peut l'habitude pour
amortir l'activité des poisons, Galien rapporte
qu'une vieille d'Athènes s'était si bien familiarisée
avec la fameuse ciguë, qu'elle en avalait de très-
grandes doses sans inconvénient.

J'ai entendu dire à M. le professeur Delile qu'il
avait connu, à New-Yorck, un individu qui prenait

---

(1) Le fait de Mithridate a été aussi raconté d'une autre manière. Voici ce qu'en dit Galien (tom. V de ses
œuvres, *lib.* II *de antidotis*, pag. 415) : « *Theriacâ* Mi-
thridates *rex semper usus est ut se d venenis tutum præstaret;
itaque d Romanis obsessus bis epoto veneno cùm mori non posset
seipsum ense trajecit.* »

S'il est vrai que Mithridate fût parvenu à se mettre à
l'abri d'un empoisonnement, la manière dont Galien
raconte le fait en donne une fausse idée. On sait aujourd'hui à quoi s'en tenir sur ces prétendus antidotes
généraux capables de neutraliser tous les poisons. L'interprétation ci-dessus donnée me paraît bien plus conforme à la vérité. (*Note de l'éditeur.*)

chaque jour jusqu'à un gros de *sublimé corrosif*, uniquement comme excitant des forces digestives.

Les ouvriers que leur profession expose journellement à l'influence de certaines substances dangereuses, réussissent à la longue par en être peu affectés. On n'entend jamais dire que le vert-de-gris, dont la fabrication est, à Montpellier, une branche d'industrie assez étendue, occasione le moindre accident parmi tant de gens qui le manient sans précaution. BARTHEZ en avait déjà fait la remarque.

XIII. Cet empire de l'habitude devient, en thérapeutique, la source de considérations très-importantes, et le texte d'une de ses lois fondamentales. Les médicamens les plus actifs perdent toute leur efficacité si l'on n'a soin d'en augmenter progressivement les doses (1). Chacun sait que, dans le traitement des maladies chroniques, on en vient souvent à administrer de vrais poisons à des doses qui seraient effrayantes si l'on ne tenait compte de l'habitude contractée par l'économie. CHARLES IV, atteint d'un rhumatisme goutteux, en était venu à prendre chaque jour l'extrait d'aconit à la

---

(1) C'est sur ce principe qu'est fondée l'obligation où l'on est de suspendre quelque temps l'emploi de certains remèdes dans les maladies de longue durée, ou de leur substituer des médicamens qui, comme disait LIND, *surprennent* la constitution du malade, trop familiarisée avec ceux qu'on avait prescrits jusque-là.

dose d'un gros, sans en éprouver le moindre effet ni en bien ni en mal.

XIV. Il faut noter, à cet égard, comme une chose tout-à-fait digne de remarque, que lorsqu'on est arrivé, en vertu de l'habitude, jusqu'à prendre de fortes doses d'une substance active, il n'est pas toujours sûr qu'en revenant brusquement à une petite dose, elle ne fera pas de mal. On dirait que le système vivant s'étant mis, par l'effet de l'habitude, en rapport avec l'impression produite par de fortes doses, n'est pas prémuni d'une manière convenable contre des impressions soudaines d'un ordre très-inférieur. La *sensation vitale* qui en résulte dès lors ressemble à l'*effet moral* causé par une surprise, et qui devient d'autant plus fâcheux qu'elle a été plus imprévue. On ne peut expliquer ce phénomène : je le compare seulement au sentiment pénible qu'éprouverait un homme qui, descendant dans l'obscurité un long escalier à marches élevées, rencontre tout à coup une marche de moitié moins haute que les autres.

Quoi qu'il en soit, CULLEN avait eu plusieurs occasions de remarquer que si les personnes habituées à prendre beaucoup de tabac se réduisent tout à coup à de faibles quantités, elles peuvent en ressentir des effets plus intenses. Il rapporte, entr'autres cas, qu'une dame habituée depuis 20 ans à prendre du tabac à tout instant, s'étant aperçue qu'elle perdait l'appétit lorsqu'elle en usait avant dîné, se réduisit à n'en prendre qu'une seule prise. Mais une telle réduction fut insuffisante ; elle sembla même empirer le mal, puisque cette faible dose éteignit complètement l'appétit. Elle renonça tout-à-fait à en prendre avant le dîné et l'appétit reparut. En revanche, le repas fini, elle pouvait se dédommager en prenant à son gré du tabac sans qu'il en résultât le moindre inconvénient (1).

Le même auteur raconte qu'une femme atteinte d'un cancer fesait usage de la ciguë en poudre, et était parvenue peu à peu à en prendre jusqu'à 60 grains. Sa provision s'étant épuisée, elle s'en procura de nouvelle ; et comme on lui avait conseillé d'agir avec prudence quand elle changerait, elle se contenta d'en prendre 20 grains qui néanmoins faillirent la tuer (2).

Serait-ce que la ciguë nouvelle était plus active que la première, comme paraît le croire CULLEN ? ou bien les mêmes accidens seraient-ils survenus si cette femme avait seulement réduit brusquement la dose, en continuant d'user de la même poudre ? Cette dernière supposition s'étayerait au besoin de beaucoup de faits analogues qui démontrent le danger du passage brusque d'un état à un autre, dans les cas même où l'on serait en droit

---

(1) Voyez CULLEN, mat. méd., tom. II, pag. 290 ; trad. par BOSQUILLON.

(2) Ouvrage cité, tom. II, pag. 280.

d'admettre que le changement doit être salutaire ou du moins sans inconvénient.

Suivant une observation de SPARMANN, les esclaves que l'on fesait cruellement torturer, et généralement les hommes que l'on soumettait à la question en irritant avec le poivre et le sel les plaies qu'on leur avait faites, imploraient avec les plus vives instances un verre d'eau qu'on n'avait garde de leur donner, l'expérience ayant appris que le soulagement soudain qu'ils éprouvaient leur donnait promptement la mort (1).

Dans son histoire de la campagne de Russie (2), M. le comte DE SÉGUR raconte qu'à la suite des plus horribles souffrances, causées non-seulement par des privations de tout genre, mais surtout par les froids les plus âpres, les faibles débris de l'armée Française parvinrent enfin à se retirer dans Kœnigsberg. Là survint en une nuit un adoucissement de température de plus de 20 degrés. Ce fut au moment de cette brusque transition que succombèrent les généraux LARIBOISSIÈRE et EBLÉ, ainsi que plusieurs autres parmi les hommes les plus robustes qui avaient jusque-là résisté le mieux. Ce que n'avaient pu faire 40° au-dessous de zéro, fut l'ouvrage du retour soudain à une tem-

----

(1) Voyage du cap de Bonne-Espérance, tom. III, pag. 261.

(2) Tom. II, pag. 436 (1834).

pérature plus supportable. Cette détente imprévue devint funeste parce qu'il en résulta un tiraillement brusque en sens contraire, que l'on sait être l'une des causes les plus communes de la malignité dans les maladies.

Ce principe me paraît expliquer l'utilité des frictions de neige dans les cas où quelque membre est menacé de gangrène par réfrigération. Le but que l'on se propose alors n'est-il pas de rétablir la circulation et le jeu des parties par des transitions ménagées? Ce qui est hors de doute, c'est que, dans ces cas, la gangrène est inévitable si l'on approche subitement le membre d'un feu ardent.

Tous ces phénomènes, si je ne me trompe, sont fort analogues à celui dont l'interprétation m'occupait dans cet article, et où j'envisageais un poison comme produisant peu d'effet aux doses tolérées par l'habitude, et pouvant n'être pas sans danger après un passage subit à des doses plus faibles.

XV. Cet empire de l'habitude va quelquefois si loin, que des matières d'une activité funeste avec lesquelles le corps vivant a pu se familiariser, peuvent non-seulement se montrer innocentes, mais encore devenir nécessaires. C'est alors surtout qu'on a pu dire, avec juste raison, que l'habitude était une *seconde nature*. Ainsi, par exemple, les sujets adonnés à l'usage de l'opium ne peuvent s'en passer sans éprouver divers accidens, tels que des tiraillemens, des crampes d'estomac, des douleurs dont ils se délivrent en reprenant leur boisson favorite.

C'est aussi une règle très-importante d'hygiène que les influences généralement pernicieuses auxquelles le corps s'est accoutumé sont souvent préférables à d'autres qui, quoique reconnues meilleures, sont cependant inusitées. C'est un principe dont l'expérience a confirmé souvent la justesse pour l'air et les alimens. Je citerai à l'appui l'histoire rapportée par BORDEU, de cet enfant qui se porta fort bien tant qu'il coucha sur la dure, ou du moins sur le gazon qu'il partageait avec ses brebis, n'ayant pour vivre qu'un peu de mauvais pain et quelques verres de petit lait souvent fort aigre. Une princesse l'ayant vu à Barèges, le prit en affection et l'emmena avec elle. « Mais, ajoute BORDEU, depuis qu'il a été placé comme il faut, couché à son aise, nourri mollement....., il est devenu très-malade ; son foie et son mésentère se sont engorgés ; les écrouelles se sont décidées : il est aujourd'hui mort ou mourant (1). »

On peut ajouter à cette observation celle de cet homme qui, ayant recouvré sa liberté après avoir passé vingt ans dans un cachot malsain, ne tarda pas à perdre la santé, et ne put se rétablir que

---

(1) Dissert. sur les écrouelles, œuv. comp., tom. I, p. 452.

lorsqu'il eut mérité de nouveau de respirer l'air des prisons.

Ce principe d'hygiène trouve aussi son application en thérapeutique. Nul doute que, dans le traitement des maladies, il ne faille accorder quelque chose aux habitudes des malades. On peut voir, dans la Revue médicale, quatre observations de péripneumonie chez des ivrognes de profession, recueillies par M. Chomel. Les uns et les autres furent traités par les anti-phlogistiques; mais deux furent entièrement privés de vin, tandis qu'on en permit aux deux autres : les premiers succombèrent et les derniers se rétablirent (1).

XVI. Il serait curieux de rechercher quelles sont, parmi les substances vénéneuses, celles dont l'activité est le plus susceptible d'être mitigée par l'habitude ; on arriverait certainement à ce résultat général, que plus un poison est exclusivement anti-vital, c'est-à-dire dépourvu d'action chimique, plus il se montre soumis à son pouvoir. Sous ce rapport, les poisons végétaux, si rapprochés par leur nature des substances alimentaires, sont les plus propres à subir cette influence.

XVII. Une des facultés les plus saillantes des poisons anti-vitaux est celle qu'ils ont de pouvoir détruire la vie sans laisser de traces sensibles de

____

(1) 4ᵉ livrais., p. 106; an 1820.

désorganisation, ou du moins sans produire des lésions suffisantes pour expliquer la mort.

Cette vérité, que l'on ne saurait contester, devient d'une haute importance en médecine légale, puisqu'elle tient le médecin en garde contre les fausses inductions qu'il pourrait tirer de l'absence de lésions organiques déterminables.

Bien mieux, ces empoisonnemens sans lésion apparente peuvent être l'ouvrage de poisons réputés *corrosifs*, et qui, en cette qualité, sembleraient ne pouvoir se passer de *corroder* les organes qui reçoivent leur impression immédiate : tels sont, entr'autres, l'arsenic et le sublimé. Cela même démontre qu'ils ne sont pas aussi corrosifs qu'on le suppose. Bien certainement leur action corrosive n'est pas du même ordre que celle des acides minéraux, des alcalis caustiques, etc.

Il ne faut pas croire que les faits de ce genre soient fort rares. MORGAGNI en a rapporté plusieurs ; ETMULLER, CHAUSSIER et autres nous en fournissent de décisifs.

ETMULLER le fils cite l'observation d'une jeune fille empoisonnée par l'arsenic, chez laquelle il fut impossible de découvrir les plus légères traces d'inflammation ou d'érosion dans les premières voies, quoique le poison eût été retrouvé dans l'estomac (1).

----

(1) Voyez MORGAGNI, siég. et caus. des mal., tom. IX, p. 310 ; trad. franç.

M. Chaussier a vu un homme robuste et de moyen âge qui mourut après avoir avalé de gros fragmens d'acide arsénieux, sans avoir éprouvé d'autres symptômes que quelques syncopes, et chez lequel on ne put apercevoir aucun vestige d'érosion ou de phlogose dans toute l'étendue du canal digestif (1).

Parmi les observations du même ordre que je pourrais citer, nulle ne me paraît mériter autant d'être connue que celle qui a été communiquée, en 1824, à M. Orfila, par M. Missa, médecin estimé de Soissons.

Le sujet de cette observation était un homme de 45 ans, qui, dans le délire d'une passion violente, avala dans un verre d'eau 3 gros d'oxide blanc d'arsenic. Quoique le poison eût été pris à huit heures du matin, ce ne fut qu'à une heure que commencèrent à se manifester quelques désordres, tels que crampes douloureuses, chaleur brûlante, soif ardente, figure altérée, traits grippés, pouls petit, accéléré, etc. Ces symptômes acquirent bientôt la plus effrayante intensité, et le malade mourut à cinq heures. A l'ouverture du cadavre, tous les viscères de l'abdomen offrirent leur aspect naturel ; l'attention la plus minutieuse ne put découvrir, sur toute l'étendue de la mem-

____

(1) Cité par M. Orfila, leçons de méd. lég., p. 338-341.

brane muqueuse gastro-intestinale, *aucune trace d'inflammation, de rougeur, aucune altération de structure.* On en retira cependant encore de grandes proportions d'arsenic (1).

On aura beau vouloir torturer des faits aussi solidement établis, on ne peut en conclure autre chose, *dans l'état actuel de la science,* sinon que ce n'est point en désorganisant que les poisons anti-vitaux deviennent funestes; qu'ils le sont principalement en réagissant par l'impression qu'ils décident sur le dynamisme vital, en jugulant, si l'on me permet ce mot, le principe des forces de l'économie. Si leur action est suivie de lésions organiques, ce qui est, j'en conviens, le plus ordinaire, on est autorisé à regarder ces lésions comme secondaires ou consécutives, attendu que ce genre d'empoisonnement peut se réaliser sans leur intervention.

Il est aisé de concevoir que si cette absence de lésions instrumentales peut coïncider avec l'ingestion de poisons réputés corrosifs, à plus forte raison pourra-t-elle être constatée dans les empoisonnemens par l'opium, la noix vomique, l'aconit napel, ainsi que Heïdius, Sproegel, Morgagni, et bien d'autres, ont eu occasion de le vérifier.

XVIII. Dans les cas que je viens de mentionner, on a vu l'empoisonnement produire ses effets sans aucune lésion organique. Il en est d'autres qui

_____

(1) Toxic. génér., tom. I, p. 387.

vont jusqu'à exclure la possibilité même d'une désorganisation. Ce sont ceux où le poison amène la mort avec une promptitude telle que la lésion d'organes n'a pu avoir le temps de se former.

Ainsi, l'on connaît des poisons qui tuent en quelques secondes seulement, qui semblent foudroyer l'individu. Comment admettre qu'une désorganisation a pu avoir lieu en aussi peu de temps, et être assez étendue pour détruire les conditions instrumentales de la vie, lors d'ailleurs que les recherches les plus minutieuses du scalpel ne peuvent en déceler les moindres traces? N'est-on pas dès lors en droit de penser que l'influence si promptement mortelle de ces agens consiste surtout à pervertir d'une manière profonde les conditions dont l'harmonie produit la vie, et à étouffer, par des lois dont la cause est inconnue, le principe d'activité qui meut les organes et met en jeu le système ?

J'ai déjà parlé de l'affreux talent de cette Locusta, qui, chargée par Néron de préparer le poison destiné à Britannicus, et voulant fournir une garantie de son efficacité, en fit prendre à un petit cochon qui mourut à l'instant même.

Tacite raconte que Vibulenus Agrippa, assistant à une assemblée du sénat romain, prit du poison qu'il portait sur lui, et tomba mort immédiatement après.

Mead cite, d'après Nicholls, dans ses essais, les effets d'un poison qui tue un chien en une demi-minute, et qui, injecté dans l'intestin, frappe de mort à *l'instant même*, sans laisser le moindre signe d'inflammation ou d'érosion. Le poison signalé par Nicholls paraît avoir été l'huile de laurier-rose, qui tient, comme on sait, sa vertu toxique de l'acide hydrocyanique (1). Cet acide, qu'on n'a appris à obtenir dans toute sa pureté que depuis peu d'années, et dont on a pu depuis lors apprécier l'étonnante activité, attaque l'économie avec une telle célérité, qu'il suffit d'en instiller une goutte sur la langue ou la conjonctive d'un animal, pour qu'il ait cessé de vivre.

MM. Ittner et Gies ont expérimenté qu'une seule goutte d'huile volatile d'amandes amères, déposée sur la langue d'un moineau, le fesait mourir, en quelques secondes seulement, au milieu des convulsions (2).

On sait depuis long-temps avec quelle singulière rapidité la morsure du serpent à sonnettes devient mortelle; on connaît quel est, à cet égard, le terrible privilége du *ticunas*, du *voorara*, des *upas*, etc.

Il suffit d'immerger un oiseau dans un bocal plein de gaz acide hydrosulfurique, et de le retirer immédiatement, pour qu'il ne vive déjà plus (5).

---

(1) Harmand de Montgarny, p. 52.

(2) Ann. de ch. et de phys., tom. XIX, p. 225.

(3) Dapper fait mention d'un poison de la Nubie si subtil qu'un grain suffit pour tuer dix hommes en un

Que l'on me dise si de pareils faits se prêtent à l'idée d'un dérangement dans les organes, et surtout d'un dérangement assez étendu pour rendre la vie impossible ! N'est-ce pas en admettant que l'impression locale est ressentie instantanément par la cause de l'individualité physiologique, avec toute sa puissance antipathique, qu'on peut s'expliquer une si singulière instantanéité d'effets ?

Mais si ce n'est point par un dérangement organique ou instrumental que le nœud de la vie se rompt dans ces cas-là, en quoi consiste donc, me dira-t-on, le genre d'altération qui, atteignant le centre sensible, ou, si on l'aime mieux, le foyer de l'innervation, en éteint tout à coup l'influence?

Je répondrai, avec tous les médecins qui ont cherché à approfondir ce mystère physiologique, que nous ignorons complètement comment la chose se fait ; que nous en sommes réduits à cet égard, comme sur tout ce qui concerne la vie, à la nécessité d'accueillir le fait en lui-même comme une donnée primitive, comme l'expression d'une loi primordiale des corps vivans, loi qui nous représente le principe d'unité des forces comme suscep-

---

quart d'heure. Un homme qui prendrait seul cette dose, périrait sur-le-champ. S'il faut en croire le père TACHARD, certains poisons de Macassar sont si actifs, qu'il suffit de les sentir pour mourir à l'instant même. La plus légère égratignure faite par les flèches trempées dans ces poisons est mortelle en deux ou trois minutes.

tible d'être arrêté d'une manière plus ou moins subite dans le développement de ses actes, par des impressions antagonistes qui lui sont transmises au moyen des correspondances sympathiques. C'est là, je crois, la véritable philosophie de la science des corps vivans.

XIX. Pour compléter l'histoire des poisons anti-vitaux, je dois ajouter que leur influence antipa-thique de la vie semble se manifester plus ou moins avec ses caractères distinctifs sur tous les corps doués de vie, sur ceux-là même dont l'organisa-tion et les fonctions semblent s'éloigner le plus des animaux.

Ainsi M. MARCET a constaté, par des expérien-ces, non-seulement que les plantes étaient acces-sibles aux poisons minéraux, mais encore aux poi-sons végétaux eux-mêmes (1).

Ses essais ont été exécutés sur des plantes de haricot, des tiges de rosier ou de lilas. Tantôt il immergeait ces plantes dans une dissolution plus ou moins concentrée du poison mis en ex-périence ; tantôt il ouvrait l'écorce, et déposait le poison en poudre jusque sur la moelle. Dans le premier cas, l'action vénéneuse se manifestait ha-bituellement beaucoup plus vite que dans le se-cond. C'est ainsi qu'essayant successivement l'oxide

____

(1) Voyez son mém. inséré dans le 29ᵉ vol. des ann. de chim. et de phys., p. 200 et suiv. (An. 1825.)

d'arsenic, le sublimé corrosif, l'hydrochlorate d'é-
tain, le sulfate de cuivre, l'acétate de plomb, etc.,
il a constaté que les plantes soumises à leur action
se flétrissaient et mouraient plus ou moins rapidement.

Les poisons végétaux, tels que l'opium, la noix
vomique, les graines de *menispermum cocculus* ou
coque du Levant, la ciguë, la digitale pourprée
et quelques autres, se sont également montrés
comme autant de poisons pour les plantes mises
à l'épreuve.

Bien mieux, M. MACAIRE PRINCEP donnant plus
d'extension aux expériences de M. MARCET, s'est
assuré que certaines plantes, telles que le *datura
stramonium*, la jusquiame noire (*hyosciamus niger*),
étaient empoisonnées par les sucs vénéneux qu'elles
fournissent elles-mêmes. Ce résultat, bien loin
d'inspirer de la méfiance pour la vérité des faits
observés, pouvait être prévu d'avance. Il ne répugne en rien de croire qu'il en est des poisons
végétaux comme du venin des serpens, qui, renfermé dans son appareil sécrétoire, n'a rien de
dangereux pour les animaux qui le portent, quoiqu'il ait été constaté que, s'ils se mordent dans
leur colère, ils sont eux-mêmes empoisonnés (1).

Je ne contesterai pas à M. MARCET les résultats
de ses recherches d'ailleurs intéressantes ; mais je

---

(1) Voyez ann. de chim. et de phys., tom. XXXIX,
p. 95. (An. 1828.)

crois être en droit de n'être pas aussi coulant sur l'extension qu'il leur attribue, non plus que sur les conclusions formelles qu'il en tire, parce que, sur tous ces points, les faits ne lui sont pas aussi favorables qu'il le prétend.

Ainsi M. Marcet éprouvant l'action du sulfate de magnésie et du sel ordinaire sur les haricots, et la trouvant tout-à-fait innocente, en déduit que *ce qui n'est pas poison pour les animaux ne l'est pas non plus pour les plantes.*

Cette conclusion est évidemment trop générale. Est-ce qu'il n'est pas constaté par une longue observation et par une expérience si familière aux agriculteurs, que les plantes douces périssent dans les terrains salés, et réciproquement que les plantes marines ne peuvent prospérer dans les terrains éloignés des eaux salées ? N'est-ce pas là une preuve que ce qui est bon pour une plante est contraire à une autre, et conséquemment qu'on ne saurait adopter, dans toute leur latitude, les conclusions de M. Marcet, déduites de l'épreuve d'une certaine substance sur une seule espèce de plantes ? Davy n'a-t-il pas vérifié que la magnésie semble être pour certains terrains la cause de leur stérilité ? Carradori avait établi le même fait. Je suis persuadé que si la chose était examinée de plus près, on s'assurerait que telle substance, vénéneuse pour certaines plantes, ne le serait pas pour d'autres, et qu'il en est, à cet égard, comme pour les animaux. N'a-t-on pas déjà constaté qu'un même poison exerce une action très-différente, suivant qu'il est mis en contact avec telle ou telle plante ?

Ainsi M. MARCET a vérifié que des plantes de haricots, plongées dans une dissolution de six grains d'opium, sont complètement fanées en vingt-quatre heures sans altération de couleur. Mais JULIO avait noté, au contraire, de son côté, que le *mesembryanthemum barbatum*, plongé dans une dissolution de la même substance, s'épanouissait plus vite le matin et se fermait plus tardivement le soir, de sorte que l'opium semblait agir sur cette plante comme un véritable excitant (1).

Ces expériences sur l'empoisonnement des végétaux ont amené M. MARCET à des conséquences pour le moins singulières.

De ce que l'opium et la noix vomique sont des poisons pour les plantes, comme ils le sont pour les animaux, et de ce que quelques toxicologues supposent qu'ils deviennent funestes aux animaux en agissant sur le système nerveux et sur la moelle spinale, l'auteur conclut que les plantes doivent avoir des systèmes d'organes analogues, c'est-à-dire un appareil nerveux, une moelle épinière, etc. En vérité, je suis presque étonné qu'on n'ait pas encore entrevu que l'opium tue les haricots par une apoplexie, la noix vomique en suspendant leur respiration.

----

(1) Ouv. cit., p. 213.

N'est-ce pas une véritable pétition de principes, que de prétendre que les plantes ont un système nerveux, par cela seul qu'elles ressentent l'impression de certains poisons qu'on dit agir sur le système nerveux des animaux ? Ce fait n'est-il pas plus propre, au contraire, à démontrer que tel poison n'a pas besoin, pour exercer sa vertu délétère, d'agir sur le système nerveux, puisqu'il se montre également funeste pour des corps vivans qui n'ont évidemment aucun système organique comparable au système nerveux, quoi qu'en aient dit quelques expérimentateurs modernes ?

Les zoophytes, placés au dernier degré de l'échelle zoologique, ne sont-ils pas accessibles aux mêmes poisons ? et cependant qu'on me dise si l'on a aperçu en eux quelques vestiges de système nerveux, d'appareil sensitif ! Leur corps est surtout formé d'une pulpe homogène qui semble se nourrir par succion, et dont tous les points paraissent également doués de la faculté de sentir, sans qu'on puisse dire que cette faculté est attachée à un système organique particulier.

XX. Maintenant, si je rapproche les attributs caractéristiques des poisons anti-vitaux, je puis leur affecter le signalement suivant.

1° On ne leur trouve pas d'action chimique sur le composé animal ; s'ils changent la constitution des solides ou des liquides du corps vivant, ce n'est point par une action de cet ordre qu'on peut en rendre raison. Du moins cette action chimique, s'ils n'en sont pas complètement dépourvus, est fort éloignée d'être en proportion avec leur action anti-vitale.

2° Leur mode d'influence peut varier suivant les espèces d'animaux qui la subissent, au point qu'ils peuvent être fortement vénéneux pour les uns, inertes ou peu actifs pour les autres, nutritifs même pour certains.

3° Leurs effets sur l'homme peuvent différer singulièrement comme étant subordonnés aux modifications des forces vitales que tant de causes peuvent amener.

4° Leur action s'affaiblit progressivement par l'habitude, au point que, par elle, l'homme peut acquérir la faculté de prendre impunément de grandes doses de tel poison, qui, sans cela, lui deviendrait fatal aux doses les plus faibles.

5° Enfin, ils peuvent détruire la vie sans le concours d'aucune espèce de lésion organique locale *appréciable*; d'où l'on induit que si leur action sur le corps vivant s'accompagne familièrement de désordres locaux, ces désordres n'en sont pas l'effet constant et nécessaire (1).

---

(1) Il est à remarquer que les poisons anti-vitaux sont peu mitigés *en général* par leur extension dans un véhicule ou leur saturation par d'autres substances. En d'autres termes, les conditions qui amortissent, neutralisent ou dénaturent le mieux l'action chimique, affaiblissent peu leur action vénéneuse. Nous verrons qu'il en est tout autrement pour les poisons chimiques.

CHAPITRE TROISIÈME.

DES POISONS CHIMIQUES EN GÉNÉRAL.

I. Les poisons *chimiques*, dont il va être maintenant question, diffèrent, sous bien des rapports, des poisons *anti-vitaux*. Leur signalement offre même une sorte de contraste avec celui qui a été imposé à ces derniers.

Quoique j'aie déjà noté comme caractérisant principalement les poisons chimiques, la faculté qu'ils ont de désorganiser nos solides ou de changer la constitution des liquides par une véritable *affinité* qui produit de nouvelles combinaisons souvent incompatibles avec l'exercice de la vie, il ne faut pas croire cependant que tous leurs effets soient des effets chimiques, et que l'impression qu'ils réalisent sur le corps vivant ne puisse être ressentie par la vie elle-même, et ne devienne ainsi, jusqu'à un certain point, anti-vitale ?

Telle n'a pas été ma pensée ; car il est impossible de méconnaître que, dans un corps vivant, toute impression, de quelque ordre qu'elle puisse être, est ressentie par la puissance vitale, et peut lui causer une commotion plus ou moins fatale à l'exercice des fonctions. Les actions purement mécaniques sont, comme les autres, subordonnées aux dispositions vitales du système ; car il est certain que les effets qu'elles produisent ne dépendent pas uniquement des désordres physiques qu'elles occasionent. Une blessure des plus légères, si elle est faite à un individu que les circonstances ont placé dans un état d'éréthisme très-exalté, amènera des suites bien plus graves qu'une blessure plus profonde qui serait survenue au milieu de dispositions plus favorables.

II. Pour se faire une juste idée de la différence des effets produits par un agent chimique sur le corps vivant et sur le corps mort, il suffirait de remarquer que, dans le premier cas, il provoque des inflammations qui bien évidemment ne peuvent se présenter dans le second ; car ces inflammations sont des phénomènes de pure réaction vitale.

Un alcali caustique, appliqué sur une partie vivante sous forme de pierre à cautère, fait naître bientôt, comme on sait, sur le lieu d'application, une escarre plus ou moins étendue. Si le fragment de potasse est mis au contact d'une partie morte, avec les conditions qui peuvent encourager les réactions chimiques, on voit le composé animal perdre sa consistance, se réduire en une sorte de pulpe sur tous les points touchés par l'alcali. On peut distinguer alors, parmi les combinaisons nouvelles qui se forment, un acide huileux qui s'unit à la potasse et forme un savon.

On a voulu assimiler cette destruction du composé animal, après la mort, à la production de l'escarre sur le vivant. Mais cette comparaison manque tout-à-fait de justesse si on ne distingue, dans ce dernier cas, des temps différens; si l'on n'admet que le caustique tue d'abord la partie vivante qui reçoit l'impression immédiate, pour agir ensuite sur elle comme sur une partie morte.

Je me suis assuré par l'expérience qu'en effet, le caustique commence par tuer la partie, par provoquer la formation d'une escarre dans une étendue diversement limitée, suivant la sphère d'activité de l'agent corrosif; que l'escarre peut être toute formée sans que le caustique ait sensiblement perdu de sa substance, sans que ses molécules soient entrées encore en combinaison avec la matière animale; que ce n'est, enfin, que par suite d'un contact plus prolongé sur la partie mortifiée, que se forment les nouvelles combinaisons chimiques entre l'alcali et les débris du composé animal.

Il est tout naturel, d'après cela, que l'on découvre de notables différences entre l'aspect et les propriétés chimiques de l'*escarre* produite sur le vivant par un alcali, et celles du *composé chimique* qui résulte de l'action de l'alcali sur des parties mortes.

Si l'*escarre* était un nouveau produit chimique dont le caustique ferait partie, comme l'affinité ne s'exerce qu'au contact, elle ne se formerait que d'une manière successive et lente, et dans des dimensions relatives à l'étendue de la surface agissante du caustique; et cependant, lors même que celui-ci ne touche la peau que par une surface d'une ligne de diamètre, il ne s'en formera pas moins une escarre de six à huit lignes de diamètre, sans que l'alcali ait sensiblement perdu de son poids.

Une nouvelle preuve que l'escarre est toute formée sans que le composé savonneux qui devrait provenir de l'union du caustique avec les tissus animaux se soit produit, c'est que ce composé savonneux est soluble à l'eau et de la désagrégation la plus facile, au lieu que l'escarre est insoluble et ne peut être détachée que par une séquestration résultat d'un acte vital. Si donc la combinaison chimique s'effectue, ce n'est qu'après que la partie vivante a été tuée.

III. Je dois encore observer, relativement aux poisons chimiques, que leur activité peut être tellement affaiblie par leur extension dans un véhicule, qu'elle aura perdu le pouvoir de bouleverser d'une manière directe la constitution chimique des parties vivantes, quoiqu'elle conserve encore à un haut degré la faculté d'irriter la surface en contact, et de provoquer ainsi des inflammations plus ou moins intenses.

Ainsi, par exemple, l'acide sulfurique, qui, avalé dans un état de grande concentration, détruira la composition des organes en vertu d'une action bien décidément chimique, se bornerait, s'il n'était ingéré qu'après avoir été étendu d'une certaine quantité d'eau, à enflammer les parties ;

ce qui pourrait être un acheminement à leur mortification. On voit bien que, dans ce dernier cas,
l'acide sulfurique agit moins comme poison chimique que comme poison anti-vital. Aussi verrons-
nous, par la suite, que si certains individus ont
acquis par l'habitude la faculté d'avaler sans danger des quantités assez fortes d'acides minéraux,
la chose ne peut être conçue qu'autant que ces
acides avaient perdu, par leur extension dans un
véhicule aqueux, cette activité chimique, dont
les effets sont comme nécessaires.

IV. Ce n'est donc qu'avec ces réserves qu'il est
permis d'admettre des poisons *chimiques*, et d'attribuer l'énergie de leur action à leur *affinité* pour
le composé organique. Les caractères que je vais
leur assigner justifieront suffisamment la distinction de ce groupe d'agens toxiques ; et les conséquences qu'il sera permis d'en déduire ne serviront pas peu à la fortifier.

1° Les poisons que je nomme *chimiques*, et que
je suppose suffisamment concentrés, exercent sur
les organes du corps vivant une action comme
nécessaire, en vertu de laquelle ils décident constamment, sur les surfaces d'application, des effets
locaux de désorganisation qui consistent en escarres, gangrènes, érosions, perforations, inflammations ; l'intensité et l'espèce de ces lésions étant
relatives à leur activité chimique, au degré de
concentration, à la durée du contact, etc.

Ainsi, tout empoisonnement par l'acide sulfurique concentré offrira des lésions organiques aux lieux mêmes où le poison a été appliqué : il est comme impossible que ce résultat n'ait pas lieu. Si, contre toute probabilité, un animal empoisonné par cet acide, à la densité du commerce, n'offrait ni escarre ni érosion, on serait réduit à penser que l'acide a pu trouver, dans l'estomac, des liquides ou des matières qui en ont affaibli d'autant la densité, et avec elle l'action chimique. Alors même, et c'est un caractère propre aux poisons de cet ordre, les effets de cette action se trouveraient empreints tout le long de la surface au contact de laquelle le toxique se serait successivement trouvé.

C'est dans ce sens que l'action des poisons chimiques est comparable, en effet, à celle des instrumens tranchans. Dans les deux cas, la mort est surtout l'ouvrage de la désorganisation.

2° Quelle que soit l'espèce d'animal qui subisse l'action des poisons chimiques, l'effet escarrotique local et ses conséquences se prononcent, à peu de chose près, de la même manière. C'est que ces effets dépendent bien plus de la constitution chimique des solides et des liquides animaux que de leurs dispositions vitales. Or, ce sont surtout ces dernières qui varient, suivant les espèces, tandis que la composition chimique des organes reste à peu près identique. Un animal ne saurait avaler impunément une lessive alcaline très-dense ou de l'acide nitrique concentré, pas plus qu'une *sala-*

mandre, placée au milieu des flammes, ne pourrait résister à leur effet destructeur, quoi que le préjugé en ait dit.

3° L'action essentiellement désorganisante des poisons chimiques est surtout redoutable à raison de l'importance des fonctions de l'organe lésé, et de son influence sympathique sur le reste du système. Que l'acide arsénieux soit avalé ou déposé sur une plaie extérieure, son effet toxique se déploiera efficacement dans les deux cas. Au contraire, que l'on avale de la potasse caustique, du nitrate d'argent ou de l'acide sulfurique concentré, ou bien qu'on les applique à l'extérieur, quelle différence! Dans le premier cas, les symptômes les plus graves apparaissent presque aussitôt. Dans le second, l'effet se borne à une escarrification et à une inflammation de peu d'importance, très-souvent même salutaires, puisqu'elles remplissent, dans certaines circonstances, les vues de la thérapeutique.

4° Les poisons chimiques sont placés, pour ainsi dire, hors du domaine de l'habitude; c'est-à-dire qu'il n'est nullement possible de familiariser progressivement le corps vivant avec le genre d'action propre à ces poisons, du moins au degré de densité qui les rend si désorganisateurs. Ainsi, je suis convaincu que les acides minéraux concentrés, par exemple, ne partagent en aucune manière, avec les poisons anti-vitaux, le privilége d'être mitigés par l'habitude. On lit bien, dans quelques auteurs, que les Russes et les Suédois font leurs délices de la boisson de l'*acide nitrique à demi-concentré*; mais je suis forcé de suspecter la vérité de l'assertion, ou de conjecturer du moins que cette densité de l'acide n'est pas aussi prononcée qu'on le suppose. Il ne m'en coûterait pas autant, à beaucoup près, de croire qu'on emploie l'arsenic comme assaisonnement (1).

5° On peut mitiger à volonté l'énergie d'un poison chimique, et lui ôter toutes ses propriétés vénéneuses, en l'étendant d'une quantité suffisante d'eau, c'est-à-dire en affaiblissant convenablement sa tendance à se combiner avec les tissus organiques.

Dans cet état, l'acide sulfurique se transforme

---

(1) On lit l'article suivant dans *le Temps*, numéro du 18 Mars 1830 : « On voit en ce moment, à Lille, un sieur Decure, surnommé le *squelette ambulant*. Les agens les plus vénéneux, les *acides les plus concentrés*, pris à des doses énormes, sont sans action sur ses organes. Ainsi il peut avaler des quantités d'*acide sulfurique* et une solution de vert-de-gris qui donneraient la mort à cinquante hommes. »

Je n'hésite pas à croire que le charlatanisme a mis de l'exagération dans ce récit : je ne conçois pas, en effet, que l'acide sulfurique concentré puisse être pris impunément. Il faut supposer qu'il est étendu d'eau, et qu'il a perdu son action corrosive. Mais s'il s'agissait d'un des poisons que je nomme *anti-vitaux*, le fait ne me surprendrait plus.

en une boisson acidule , qui , sous le nom de li-
monade minérale , peut être prise sans inconvénient pour les organes. En serait-il de même d'un
poison anti-vital ? Croirait-on se soustraire à l'influence toxique de l'arsenic , en le prenant dans
un véhicule abondant ? N'est-ce pas une preuve
que l'action anti-vitale dérive d'un tout autre principe que l'action chimique ?

6° La neutralisation des poisons chimiques , par
leur combinaison avec d'autres substances, est un
des moyens les plus efficaces pour affaiblir leur
activité. Cet acide sulfurique , si destructeur
quand il est pur et dense , perd sa qualité vénéneuse dès qu'il est combiné avec la chaux ou la
soude. Il n'en est pas de même des poisons anti-
vitaux ; leur puissance toxique semble les suivre
à travers toutes les combinaisons qu'ils subissent.
Voilà pourquoi tous les composés arsenicaux sont
des poisons violens. Il en est pour eux des vertus vénéneuses comme des propriétés médicinales : tous
les mercuriels sont anti-syphilitiques, les ferrugi-
gineux toniques ; la quinine conserve aussi sa
vertu anti-périodique, quoique combinée à des
principes très-différens.

Peut-on douter, d'après cela, que ce ne soit par
leur action chimique que les poisons dont je m'occupe deviennent si pernicieux, puisque tout caractère vénéneux s'efface en eux toutes les fois que leurs
forces attractives sont voilées par la combinaison?

7° Puisque c'est surtout à leur affinité pour

les élémens du composé animal que les poisons chimiques doivent leur activité, il n'est point étonnant que cette tendance à détruire l'organisation puisse se conserver sur le cadavre, pourvu qu'elle soit secondée par les conditions favorables au développement des actes chimiques.

Les poisons anti-vitaux, bien différens à cet égard, sont sans action sur le cadavre; ou s'ils entrent en combinaison avec ses élémens, ce sera d'une manière débile, sans occasioner de destruction bien sensible des organes. Que l'on compare, à cet égard, l'acide sulfurique et l'acide arsénieux, et il sera aisé de juger de la différence.

V. Le parallèle que je viens de tracer entre les poisons chimiques et les poisons anti-vitaux, me semble offrir un contraste des plus saillans.

Mais ici, comme dans tout ce qui est du domaine de la nature vivante, un principe n'est jamais absolu, et réclame toujours une restriction qui le tienne dans de justes bornes. Ainsi, j'ai déjà fait pressentir que la divergence entre ces deux modes d'action n'est pas si arrêtée que les poisons anti-vitaux n'aient une certaine action chimique, et que les poisons chimiques soient totalement dépourvus d'action anti-vitale. Mais je soutiens que ces deux modes d'action vénéneuse peuvent se développer dans des rapports très-différens.

Ainsi le sublimé corrosif peut entrer en combinaison avec le composé animal : cette disposition est commune à l'acide arsénieux et à presque tous les poisons minéraux. Aussi, lorsqu'au milieu de toutes les probabilités d'un empoisonnement, on ne découvre point la matière du poison dans l'estomac, on doit toujours s'assurer qu'elle ne se soit pas combinée avec le tissu des organes, et la rechercher jusque dans leur propre substance. Mais cette tendance chimique est si disproportionnée avec l'intensité de leurs effets toxiques !

D'un autre côté, le nitrate d'argent, dont l'action chimique sur les tissus est si évidente, semble quelquefois s'adresser directement aux forces vitales, comme le témoignent les impressions qu'il produit sur le système, aux doses les plus faibles, dans le traitement de l'épilepsie et de quelques autres névroses.

CHAPITRE QUATRIÈME.

DES POISONS MÉCANIQUES EN GÉNÉRAL.

I. Jusqu'ici l'action des poisons, considérée d'une manière générale, a été présentée comme *anti-vitale* ou comme *chimique*; dans les deux cas, elle est subordonnée à la *nature* des substances agissantes, ainsi que je l'ai énoncé dans la définition que j'ai donnée du poison.

On trouve cependant, dans la plupart des traités de toxicologie, rangées parmi les poisons, sous le nom de poisons *mécaniques*, certaines matières qui ne paraissent pouvoir être nuisibles que par l'acuité ou la forme anguleuse de leurs fragmens, c'est-à-dire par leurs qualités physiques ou mécaniques. Le verre introduit dans l'estomac, en poudre plus ou moins grossière, a été placé dans cette catégorie. On y a compris aussi jusqu'à la poudre et aux débris des diamans (1).

Est-on fondé à admettre des poisons mécaniques? A quels titres peut-on maintenir les substances de cet ordre dans un système toxicologique? Ces questions ne sont pas aussi faciles à résoudre que l'on serait tenté de le croire au premier aspect, parce que leur solution peut toucher à des considérations fort délicates.

Médicalement parlant, il n'est nullement douteux que si l'on avale du verre en poudre, et que l'on en soit plus ou moins gravement incommodé, ce corps étranger ne peut nuire que par sa configuration mécanique, en irritant, déchirant, perçant, coupant le tissu des organes, comme pourraient le faire des épingles, des clous qu'on aurait avalés. Sous ce rapport, la *nature* du verre n'est pour rien dans ses effets; et ce qui le prouve, c'est que si l'on dépouille ses fragmens de ces as-

---

(1) PLENCK comprend la suie des cheminées, en Angleterre, parmi les poisons mécaniques. Il dit que les ramoneurs y sont sujets à un cancer du *scrotum* qu'il attribue à l'adhérence des molécules de suie dans les replis de cet organe. (Voy. sa toxicol., p. 229.)

pérités piquantes ou tranchantes, si on les réduit en poudre fine, on peut en prendre de grandes quantités sans le moindre inconvénient.

Mais si les faits avaient déposé que, dans quelques circonstances, la méchanceté a pu adopter le verre comme moyen d'attenter à la vie de l'homme, lors même que l'efficacité de ce moyen serait imaginaire, il me semble qu'il ne faudrait pas hésiter à admettre le verre en poudre et autres corps analogues dans un système de toxicologie *médico-légale*, car il pourrait se faire qu'un expert eût à prononcer sur un de ces cas, et il importe dès lors qu'il soit prévenu.

Si donc j'ai consacré ce chapitre à l'étude générale des prétendus poisons mécaniques, il doit être bien entendu que ce n'est, pour ainsi dire, que par tolérance que je les qualifie du nom de *poisons*, puisqu'ils n'entrent pas dans la définition que j'en ai donnée. La philosophie de la science doit, dans ce cas, plier devant les nécessités de la pratique, et les spéculations de la théorie doivent bien se garder d'offrir le moindre échappatoire aux calculs du crime : or, c'est ce qui pourrait fort bien arriver, si l'on établissait que le verre n'est point un poison ; ou plutôt si la loi n'avait qualifié d'empoisonnement que l'attentat à la vie d'une personne *par le moyen d'un poison*. Mais le législateur a senti le besoin d'une expression plus large, et il a défini l'*empoisonnement* « tout at-
» tentat à la vie d'une personne par l'effet de subs-

» tances qui peuvent donner la mort plus ou moins
» promptement, de quelque manière que ces subs-
» tances aient été employées ou administrées, et
» quelles qu'en aient été les suites (1). » De sorte
qu'il suffit que le verre en fragmens ait pu être
dangereux ou funeste quelquefois, pour qu'il figure dans les recherches médico-judiciaires.

Il est vrai que le verre ne peut guère devenir
l'instrument d'un empoisonnement homicide ou
artificieux, *veneficium dolosum*, parce que, sous
forme de poudre fine, il ne produirait aucun effet
fâcheux, et qu'en fragmens grossiers il se trahi-
rait bientôt lui-même en passant sous la dent ou
dans la bouche. Il semble pouvoir tout au plus
servir les projets du suicide, et bien certainement
ce n'est point à ce moyen que les déterminations
du désespoir donneront la préférence. Il ne deviendra un instrument de mort que dans les folles habitudes des *hyalophages*, qui, dans l'entraînement
d'une orgie, mettent une sorte d'intrépidité à
briser entre leurs dents des verres entiers, pour
en avaler après cela les débris.

Il est certain néanmoins qu'un préjugé très-
répandu attribue au verre en poudre une action
funeste à la vie; c'est même d'après cette croyance
qu'on l'emploie mélangé avec du sucre, en qualité
de *mort aux rats.* Si donc il venait à être prouvé

----

(1) Code pénal, art. 301.

qu'une personne a déposé *malicieusement* du verre
en poudre dans des alimens destinés à une autre,
la criminalité d'un pareil acte ne pourrait être
effacée par l'innocuité bien établie du verre en
poudre fine. Ce n'est pas seulement pour le mal
produit que la loi frappe le coupable ; c'est surtout à l'intention de le produire qu'elle réserve
ses châtimens ; et je doute que, dans le cas dont
je parle, l'intention pût être justifiée : ce qui peut
entraîner, pour le médecin public , la nécessité
de savoir, au besoin, vérifier et établir des faits
de ce genre.

II. Ceci m'amène naturellement à dire un mot
de la question qu'on avait élevée en médecine légale, savoir : s'il existe des *poisons absolus*, et ce
qu'il faut entendre par cette dénomination.

En se proposant ce problème, les médecins lé-
gistes ont eu en vue de décider jusqu'à quel point
il est permis d'établir qu'une substance donnée
doit être qualifiée d'une manière *absolue* de poison
pour l'homme.

La difficulté de cette solution se rattache surtout à cette circonstance, que l'efficacité toxique
d'une substance dérive essentiellement des doses
auxquelles elle est prise ou administrée, puisque
les poisons les plus énergiques, donnés à des doses
très-ménagées, se changent, sous la main de l'homme de l'art , en médicament précieux.

Ainsi, le sublimé corrosif, administré à la dose
de 2 à 3 grains, sera déjà un poison redoutable;

au lieu qu'on ne pourra considérer comme poison le nitrate de potasse, qu'autant qu'on l'aura fait prendre à doses élevées ou avec une persévérance suspecte.

ZACCHIAS, consulté pour une question médico-légale, avait établi *qu'on ne peut appeler poison que ce qui est toujours poison* (1). ZACCHIAS avait évidemment tort. Il doit suffire, en effet, *en médecine légale*, qu'une substance jouisse de la réputation de produire, dans la plupart des cas, sur l'économie humaine, des effets menaçans pour la santé et la vie, qu'elle ait été administrée par une personne n'ayant pas qualité pour des déterminations aussi délicates, et qui ne pourrait légitimer ses actes par la pureté manifeste de ses intentions, pour qu'on soit autorisé à regarder cette substance comme un poison.

Celui-là même qui est appelé par un titre légal à faire valoir les ressources de la thérapeutique dans le traitement des maladies, ne saurait être trop prudent lorsqu'il s'agit de mettre en œuvre ces matières si actives qui peuvent être si redoutables quoiqu'à faibles doses. Que deviendrait la société si, à une époque où certains médecins manient avec une effrayante intrépidité les médicamens les plus énergiques, elle ne trouvait pas sa sauve-garde dans l'habileté, la sagesse, la noblesse

---

(1) *Quæstiones med. leg.*, p. 685, *consil. XII et XIII.*

de sentimens que commande une aussi honorable profession ?

En résumé, les principes qui doivent diriger dans la solution du problème relatif à ce qu'on doit entendre par *poisons absolus*, me paraissent être les suivans :

1° Il est des substances qu'on peut qualifier de poison d'une manière absolue, *dans le langage médico-légal.*

2° Ce sont toutes celles auxquelles l'expérience ou un préjugé populaire ont pu attribuer la faculté de produire, *dans la plupart des cas*, des effets nuisibles à la santé ou à la vie.

3° Si une substance vénéneuse peut agir quelquefois, en qualité de médicament, dans les mains d'un praticien habile, lorsque des indications précises, une limitation convenable dans les doses, de sages précautions dans le mode d'administration, et une expérience déjà acquise, ou des analogies suffisantes ont pu légitimer cet emploi, il n'en est pas moins vrai qu'elle aura droit à conserver sa qualification de poison toutes les fois qu'elle serait employée avec ignorance des règles de l'art, ou dans des intentions qu'on pourrait croire coupables.

4° A plus forte raison, la qualification sera méritée lorsque l'administration de la substance sera l'ouvrage d'une personne sans titre et dont on pourrait suspecter les vues.

CHAPITRE CINQUIÈME.

DES VOIES PAR OÙ PEUT S'OPÉRER L'EMPOISONNEMENT.

I. La recherche des surfaces à travers lesquelles les poisons peuvent atteindre l'économie et produire leurs pernicieux effets, et des formes sous lesquelles ils peuvent être mis en œuvre, intéresse essentiellement le toxicologue et le médecin légiste. Si le premier peut en déduire quelques documens utiles pour se rendre compte de la variété d'effets que les poisons produisent eu égard à la différence des surfaces d'application, l'autre doit être prévenu des ruses dont le crime est capable, et se tenir en garde contre les illusions que peuvent faire naître ses perfides calculs.

Un pareil sujet est, je l'avoue, délicat à traiter. Il est d'ailleurs toujours pénible d'avoir à énumérer les ressources de la perversité humaine. GALIEN poussait le scrupule, à cet égard, jusqu'à reprocher aux auteurs de son temps, qui avaient traité des poisons, d'avoir donné trop de publicité à cette matière (1) ; et MORGAGNI lui-même, qui reconnaît que ce sont là des choses dont les médecins doivent être nécessairement instruits, voudrait qu'ils se bornassent à s'en entretenir en-

____

(1) *De antidotis, lib.* 2, *cap.* 7, *p.* 412.

tr'eux, sans trop répandre ce genre de connaissances (1).

On conçoit l'utilité d'une pareille réserve à une
époque où l'astuce du crime avait tant de faci-
lités pour prendre la science en défaut. Mais à
mesure que l'art de mettre en évidence ces coupables manœuvres fait des progrès, on est dispensé de tant de scrupules. La science doit as-
pirer à réfléchir toutes ses lumières jusqu'aux
derniers retranchemens des empoisonneurs. C'est
le but de tant d'écrits qui tendent à perfectionner
la toxicologie médico-légale. Cet élan ne doit point
être contenu ; plus on rend ces connaissances familières aux médecins, plus aussi on prépare à
la société de sauve-gardes contre le crime d'empoisonnement.

Il faut reconnaître encore que la légèreté ou l'i-
gnorance avec laquelle on a pu employer certaines matières vénéneuses n'a été que trop souvent
la cause d'événemens malheureux, qu'on n'aurait
point eu à déplorer si l'on eût connu plus généralement cette faculté qu'ont les poisons de devenir funestes à l'économie, en s'introduisant par
les voies qui semblent inspirer le moins de défiance.

II. On peut dire qu'il est peu de matières qui
aient fait naître autant de préjugés que les poisons.

____

(1) Ouv. cit., *tom.* IX, *p.* 372.

Aux époques où la nullité des sciences naturelles expérimentales interdisait tout moyen de saisir les agens matériels de l'empoisonnement, l'imagination inquiète devait naturellement accueillir, sur ce point, les suggestions les moins fondées, et leur donner de la consistance.

Vers la fin du 17ᵉ siècle, et presque au commencement du 18ᵉ, VALENTIN, auteur d'ailleurs très-estimé en médecine légale, croyait encore aux *empoisonnemens sympathiques*. Il raconte de la meilleure foi du monde, que si l'on prenait les cheveux d'une personne, si on les pétrissait avec de la cire pour en modeler ensuite une figure d'homme, et qu'on l'exposât au feu après l'avoir traversée d'un stylet, à mesure que le feu agissait sur elle, l'individu contre lequel ce mode d'empoisonnement était dirigé, ressentait des douleurs atroces, voyait ses chairs se détacher, ses forces s'anéantir, et trouvait bientôt la mort (1).

D'autres admettaient qu'on pouvait être empoisonné en ouvrant une lettre, une boîte : ceux-ci avaient du moins, en faveur de ce sentiment, l'analogie du mode de propagation attribué au virus de la peste. Un nommé LATUDE transmit à Mᵐᵉ DE POMPADOUR l'avis que ses ennemis devaient lui envoyer

---

(1) Voyez VALENTIN, *novellæ medico-legales*, p. 887. Ce fait y est rapporté comme cas de médecine légale, sous le titre *de horrendo veneficio sympathico*.

une boîte de senteurs destinée à l'empoisonner. La boîte fut reçue ; on l'ouvrit avec toutes les précautions imaginables ; mais on se convainquit qu'elle ne contenait rien de nuisible. Il fut prouvé que le donneur d'avis avait ourdi lui-même cette machination pour avoir l'air de rendre un grand service ; ce qui lui valut de passer sa vie à la Bastille.

Il était reçu alors qu'on pouvait empoisonner les fontaines. HOFFMANN raconte que sous le règne de l'empereur CHARLES IV, une maladie pestilentielle qui dévastait l'Allemagne fut attribuée à l'empoisonnement des sources (1).

Mais pourquoi remonter si haut pour trouver du crédit à de pareilles erreurs? N'avons-nous pas vu des bruits de ce genre prendre naguères une effrayante consistance, au sein même de la capitale du peuple le plus policé, et dans un temps où la science aurait tant à se prévaloir de son ascendant?

ZACUTUS LUSITANUS rapporte, d'après AVICENNE et RUFUS, qu'une fille qui avait été nourrie d'*aconit napel*, produisait, sur les hommes qui recevaient ses caresses, l'effet des poisons les plus subtils. Sa salive tuait, dit-on, les animaux. On ajoute même qu'un roi des Indes l'avait livrée

---

(1) Voyez HOFFMANN, *operum omnium supplementum I, pars prima*, p. 825.

à ALEXANDRE, espérant se défaire, par ce moyen, de ce conquérant incommode ; mais le disciple d'ARISTOTE dut encore aux conseils du philosophe de se préserver de ces embûches (1).

De pareils faits ne demandent qu'à être racontés pour qu'on en sente le ridicule. S'il y avait quelque chose de vrai dans celui-ci, on pourrait en déduire tout au plus que quelque maladie contagieuse analogue à la syphilis existait déjà en Asie à l'époque de l'expédition d'ALEXANDRE ; encore cette supposition ne pourrait-elle tout expliquer.

On trouve cependant dans les auteurs, relativement aux formes de l'empoisonnement, quelques faits qui, méritant d'être suspectés de prime-abord, pourraient peut-être obtenir quelque croyance si on les soumettait à un examen plus approfondi.

ROLLIN rapporte, dans son histoire ancienne, que PARISATIS, mère d'ARTAXERCE MEMNON, empoisonna STATIRA, sa belle-fille, en partageant avec un couteau enduit de poison d'un seul côté, un oiseau fort rare dont elle se réserva la moitié que le toxique n'avait point touchée (2).

MEAD parle, dans ses essais sur les poisons, d'une

---

(1) Ce fait est aussi rapporté par ZACCHIAS. *Quæstiones med. leg.*, *p.* 85.

(2) Cité par M. H. DE MONTGARNY, ess. de tox., p. 20.

liqueur transparente très-lourde, et cependant si volatile qu'elle s'évaporait en entier aux températures ordinaires. Sa causticité était telle, dit-il, qu'elle attaquait le verre lui-même. Jusque-là tout est croyable ; on pourrait y voir l'acide fluorique dans sa pureté. Mais ce qu'il ajoute est loin de mériter la même créance. Il dit qu'un flacon de cette liqueur étant placé sur une table, la vapeur léthifère était attirée par la flamme d'une chandelle, au point qu'elle ne devenait fatale qu'à la personne qui se trouvait près de cette même chandelle (1).

Suivant ZACCHIAS, le pape CLÉMENT VII, dont il avait été l'archiâtre, aurait été empoisonné par la fumée ou l'exhalaison d'un flambeau dont la mèche recélait un poison subtil (2).

On a prétendu que CATHERINE DE MEDICIS, voulant se défaire du prince DE CONDÉ, lui envoya une pomme de senteur empoisonnée. Le chirurgien du prince, se défiant du présent, voulut la sentir, et devint, dit-on, aussitôt tout enflé du visage. Un chien, à qui on fit manger les raclures de cette pomme avec du pain, tomba bientôt roide mort (3).

Sans vouloir suspecter ou rejeter tous les faits

---

(1) OEuv. comp., trad. franç., tom. I, p. 208.
(2) *Quæstiones med. leg.*, p. 60.
(3) Discours merveil. de la vie de la reine CATHERINE DE MÉDICIS, p. 40.

de ce genre qui sortent de la vraisemblance, il faut au moins ne les accueillir qu'avec une grande réserve. Les anciens, qu'une chimie perfectionnée n'avait point encore éclairés, étaient, à cet égard, dans une position qui devait fort encourager les préjugés et les exagérations.

III. Les poisons atteignent l'économie par sept voies différentes ; en d'autres termes, l'empoison-nement peut revêtir sept formes spéciales.

1° C'est le plus ordinairement dans l'estomac que les poisons sont introduits avec les alimens, les boissons ou les médicamens. C'est le mode d'em-poisonnement dont on a presque toujours à s'oc-cuper dans les recherches médico-légales.

2° On peut encore être empoisonné par le rec-tum, au moyen de lavemens ;

3° Par l'introduction de la substance vénéneuse dans le vagin ;

4° En apposant le poison à l'extérieur sous forme de topique, soit sur une tumeur, soit sur la peau ulcérée, soit même, dans quelques cas, sur la peau saine, recouverte de son épiderme ;

5° En insinuant le poison au moyen d'une bles-sure ;

6° En l'introduisant dans la cavité du nez, sous forme de sternutatoire ;

7° Enfin, le poison peut atteindre l'homme sous forme gazeuse ou en suspension dans l'air, et pé-nétrer ainsi dans l'organe pulmonaire.

Je ne parle point de l'intromission du toxique

dans les veines, comme on le pratique dans quelques expériences sur les animaux, parce que cette méthode ne peut être mise en œuvre que dans un but purement scientifique.

Telles sont les diverses formes que l'empoisonnement peut adopter ; et l'homme de l'art doit en être prévenu, soit pour démasquer au besoin les manœuvres du crime, soit pour découvrir la cause de certains accidens graves, soit enfin pour signaler les inconvéniens de certaines pratiques imprudentes.

A. *Empoisonnement par l'estomac.* Je puis me dispenser, sans doute, de citer des exemples de l'empoisonnement par l'estomac. Il s'offre trop communément pour qu'il ne soit connu de tout le monde.

B. *Empoisonnement par le rectum.* Zacchias rapporte, d'après Suetone, que l'empereur Claude mourut après avoir pris un lavement empoisonné préparé par Agrippine (1).

Damien, assassin de Louis XV, déclara, dans son interrogatoire, qu'il avait fait mourir le comte de Labourdonnaie en lui administrant un lavement d'eau-forte (2).

Il y a plusieurs années que la cour d'assises de l'Ariége eut à prononcer sur un empoisonnement

---

(1) Ouvrage cité, liv. 2, p. 85.
(2) Mém. de Mme Campan, tom. 5.

semblable. L'épouse d'un receveur des contributions indirectes, légèrement indisposée, tombe subitement dans l'état le plus grave, et meurt. La justice fait des recherches et découvre que la domestique de cette dame avait mis une demi-once d'arsenic dans le liquide qu'on lui fesait prendre en lavement.

Quelquefois la matière vénéneuse a été introduite dans le rectum, après la mort d'un individu, avec l'horrible intention de faire tomber sur un autre l'accusation d'empoisonnement. Je dirai ailleurs comment on peut constater cette manœuvre de la scélératesse la plus raffinée, en apprenant à connaître la différence des effets d'un poison employé sur un organe vivant ou mort.

C. *Empoisonnement par les parties génitales.* Quelques vieux auteurs de toxicologie regardaient comme possible l'empoisonnement par les parties génitales. Les actes de la Société de Copenhague en ont mentionné un exemple bien remarquable. Il s'agit d'un paysan qui avait fait périr trois femmes, l'une après l'autre, en leur insinuant dans le vagin, pendant le sommeil, un poison arsenical. La troisième, par les déclarations de laquelle le crime fut connu, avait aidé à préparer le poison pour la seconde. On peut consulter avec fruit les curieuses recherches faites sur ce sujet par le professeur ABILDGAARD (1).

---

(1) METZGER, princ. de méd. lég., p. 390.

D. *Empoisonnement par des substances employées comme topiques.* L'arsenic, le sublimé et d'autres poisons d'une grande activité ont pu produire leurs effets quoique appliqués à l'extérieur dans des vues thérapeutiques. On peut mettre ce fait hors de doute en l'appuyant des nombreuses observations de BACCIUS, de WEPFER, de SPROEGEL, d'ETMULLER, de DIEMERBROECK, de LÉONARD DE CAPOUE, de KUNKEL, de MEAD et de bien d'autres.

Là c'est une jeune fille dont on saupoudre la tête avec de l'arsenic, et qui meurt misérablement en peu d'heures (SPROEGEL).

Ici les désordres les plus graves et la mort même sont le résultat d'embrocations faites, contre la gale, avec des onguens dont l'arsenic fesait partie (ETMULLER).

Quelquefois le sublimé corrosif, le beurre d'arsenic lui-même, mêlés à l'axonge et employés en friction sur la tête contre le *phthiriasis* ou la teigne, ont donné lieu à de fâcheux accidens.

On sait qu'on a appliqué l'arsenic comme topique au traitement des ulcères cancéreux. La poudre de ROUSSELOT, la pâte arsenicale du frère CÔME, ont été mises en usage dans ces cas. La chirurgie moderne en a surtout fait ressortir les avantages. Mais à côté du bien qu'on peut en attendre, figurent les dangers inséparables de l'application de remèdes aussi actifs, et quelques événemens fâcheux sont là pour commander la plus grande prudence.

Si de pareilles matières, employées par un praticien sage et habile, peuvent quelquefois tromper son attente et produire de funestes effets, que n'a-t-on pas à craindre lorsqu'elles sont mises en œuvre par des hommes ignorans et sans titre !

Degner rapporte entr'autres l'observation d'une dame qui, cédant aux instances d'un charlatan, se laissa appliquer, sur une tumeur qu'elle portait à la cuisse, un emplâtre tenant du sublimé. Il y eut bientôt une plaie énorme, et la mort survint à la suite de symptômes affreux (1).

Nul doute, d'après ces faits, que l'empoisonnement ne puisse être et ne soit en effet souvent le résultat de l'application d'un poison à la surface extérieure du corps, lors surtout qu'il est mis en contact avec une partie excoriée ou ulcérée, ou qu'il est insinué dans une plaie. Mais il paraît qu'un poison a pu produire ses effets quoiqu'il ne fût pas en contact immédiat avec la peau, celle-ci étant d'ailleurs dans son état d'intégrité.

Un préjugé assez en crédit préconisait comme préservatif, pendant le règne des maladies pestilentielles, des amulettes en forme de sachets contenant de l'arsenic, qu'on portait suspendues sur la poitrine ou sur la région épigastrique, au contact de la peau. Or, on s'était aperçu que cette pratique n'était pas exempte de danger, et plus d'une fois

---

(1) Cité par H. de Montgarny, p. 18.

ce moyen avait causé de vrais empoisonnemens, au rapport de Diemerbroeck et autres (1).

E. *Empoisonnement par le moyen d'une blessure.* Ce genre d'empoisonnement ressemble beaucoup à celui dont je viens de citer des exemples. On sait que quelques peuplades sauvages trempent la pointe de leurs flèches dans certains sucs vénéneux, et qu'une mort prompte succède le plus souvent aux blessures qu'elles font : c'est une espèce d'inoculation.

Léonard de Capoue rapporte qu'un enfant succomba au milieu de vomissemens et de déjections alvines terribles, à la suite d'une petite blessure faite à la tête par un peigne enduit d'une huile où l'on avait fait infuser de l'arsenic.

L'amirauté anglaise, sur la proposition d'un M. Lukin, avait voulu employer, pour les constructions navales, des bois que l'on avait imprégnés d'une dissolution d'arsenic blanc pour les préserver des vers, qui sont une cause d'altération très-active. Malgré tous les avantages que promettait la théorie, il fallut y renoncer, à cause des accidens graves que fesaient naître les plus légères blessures auxquelles les ouvriers étaient exposés en travaillant ce bois. Deux d'entr'eux, s'étant implantés des

____

(1) Gmelin, *apparat. medic.*, 2ᵉ partie, tom. I, p. 552. Voyez aussi ce que dit Mead à ce sujet, ouv. cit., tom. I, p. 205-206.

échardes dans la peau, furent empoisonnés comme par la piqûre d'un animal venimeux, et moururent (1).

F. *Empoisonnement par les fosses nasales.* Quelques faits permettent de regarder comme possible ce genre d'empoisonnement. On a vu des individus être gravement incommodés pour avoir fortement reniflé, par méprise, des liquides tenant certaines proportions d'arsenic; d'autres ont éprouvé tous les effets du narcotisme en prenant du tabac auquel on avait associé quelques substances du même ordre. Ce qu'on nommait le *tabac de l'endormi*, a obtenu pendant quelque temps une malheureuse célébrité (2).

G. *Empoisonnement par les poumons.* L'empoisonnement par la surface pulmonaire peut avoir lieu, soit que l'air inspiré entraîne en suspension des particules vénéneuses, soit qu'on respire des gaz délétères de leur nature. Les ouvriers que leur profession force à vivre dans certaines mines, à rester dans les lieux où l'on manie l'arsenic, le

---

(1) Ann. de chim. et de phys., tom. XVII, p. 287.

(2) On prétend que les Chinois pratiquent avec succès l'inoculation de la petite vérole, en introduisant dans les narines du coton mélangé avec des croûtes varioleuses. Quoiqu'il soit question ici d'un *virus* et non d'un *poison* proprement dit, ce fait est entièrement analogue à ceux qui concernent l'empoisonnement par les fosses nasales.
(*Note. de l'éditeur.*)

mercure, etc., à réduire en poudre des substances
malfaisantes, etc., offrent souvent des exemples de
la première espèce d'empoisonnement par les poumons. Comme pouvant produire le second mode,
on peut noter l'influence des matières gazeuses qui
s'échappent des fosses d'aisance, et auxquelles les
vidangeurs sont si exposés; la respiration dans des
espaces clos où se dégagent des fluides méphitiques,
ou dans des lieux occupés par l'acide carbonique ;
le séjour même des laboratoires de chimie lorsqu'on s'y livre sans précautions à tant de manipu-
lations qui s'accompagnent de l'émission de gaz
délétères. L'exemple de GEHLEN, que l'inspiration
d'un air altéré par l'hydrogène arsénié a ravi à la
science par une mort déplorable, attestera long-
temps combien il est nécessaire de ne manier de
pareilles matières qu'avec défiance (1).

Si les empoisonnemens par la surface pulmonaire ne sont guère du ressort de la médecine
légale, quoiqu'il soit prudent de les noter comme

---

(1) Au mois de Juillet 1815, GEHLEN s'occupait, avec
M. RUHLAND, de quelques recherches sur l'action réciproque de l'arsenic et de la potasse. Au milieu de ces
expériences, ayant inspiré une très-petite quantité d'hydrogène arsénié, il eut, au bout d'une heure, des vomissemens continuels s'accompagnant de frissons et d'une
grande faiblesse. On ne put calmer ces symptômes alarmans qui ne firent que s'accroître jusqu'au neuvième
jour, où le malheureux GEHLEN expira au milieu de souf-

possibles, ils intéressent fréquemment du moins la médecine politique sanitaire, dont les attributions concernent, en effet, ce genre d'empoisonnement qui peut atteindre les masses au moyen de tant d'exhalaisons miasmatiques qui s'échappent des matières organiques en putréfaction ; de tant d'effluves nuisibles, véritables produits de la transpiration des végétaux ; de tant d'émanations pernicieuses que répandent certains ateliers de l'industrie, etc.

IV. On s'est demandé si ces poisons expansifs, ou tenus en suspension dans l'air, produisent leurs effets délétères uniquement en pénétrant dans le poumon, et s'ils ne peuvent pas agir aussi par leur impression sur la peau ; et quoique tout annonce que le premier mode d'empoisonnement l'emporte sur l'autre par son énergie, on ne peut méconnaître cependant que le second ne soit possible.

---

frances insupportables. (Ann. de physiq. et de chim., tom. XCV, p. 110.)

S'il faut en croire l'histoire, Philippe III, roi d'Espagne, mourut, en 1621, asphyxié par la vapeur du charbon, mais avec une circonstance assez singulière. Il fut, dit-on, victime de l'absurde tyrannie des coutumes. Au sortir de maladie, il travaillait dans la chambre du conseil. La vapeur d'un grand brasier lui porte au cerveau. Il se plaint. Celui que l'étiquette chargeait du feu étant éloigné, personne n'osa retirer le brasier. En attendant, le mal augmente, et le roi meurt peu de temps après. (L'abbé Millot, hist. gén., tom. VIII, p. 85.)

Landriani, ayant enveloppé le corps d'une poule d'une vessie pleine d'acide carbonique, de manière à empêcher son accès dans les poumons, vit bientôt l'animal frappé d'une paralysie générale.

La preuve encore que ces poisons *aériens* peuvent intéresser l'économie à travers la surface cutanée, c'est que les personnes qui se sont exposées aux exhalaisons de certaines plantes vénéneuses, ont souvent des éruptions à la peau.

Le mercure en vapeurs et à l'état métallique excite la salivation, rend les dents vacillantes et noires, fait naître des aphthes, et se comporte, en un mot, comme les préparations mercurielles prises à l'intérieur ou administrées en frictions.

Cette double circonstance que les poisons agissent tantôt par les surfaces internes gastro-intestinale et pulmonaire, tantôt par la surface extérieure ou cutanée, avait porté quelques médecins à distinguer les poisons en *internes* et en *externes*. Metzger entr'autres applaudit à cette distinction, quoique Haller, Weber et autres en eussent déjà fait ressortir le vide (1). Je n'entrevois, en effet, aucun moyen de la justifier. Tout au plus pourrait-on séparer ainsi les poisons qui, comme le venin des serpens, n'empoisonnent que par la voie d'une blessure, et sont sans effet dans la cavité gastro-intestinale, d'avec ceux qui, comme l'arsenic, déploient leur activité, quelle que soit la voie à tra-

____

(1) Principes de méd. lég., p. 584 (note).

vers laquelle ils atteignent l'économie. A cela près, il est par trop évident que les poisons *internes* sont aussi des poisons *externes*, c'est-à-dire qu'ils peuvent devenir funestes par leur application à l'extérieur, et que rien de précis n'autorise la distinction dont il s'agit.

Quelle que soit la voie par laquelle s'opère l'empoisonnement, il reste encore à savoir si, pour que le poison développe ses effets, il est *indispensable* qu'il soit absorbé, que ses molécules soient entraînées dans le torrent de la circulation, ou bien s'il suffit qu'il décide sur la surface d'application une impression qui, ressentie par la cause de l'unité vitale, provoque une réaction en rapport avec le mode de perversion qu'elle a subie.

Cette question, qui sera le complément de la toxicologie physiologique, n'est relative qu'aux poisons anti-vitaux. Quant aux poisons chimiques, on convient généralement que leur absorption n'est pas nécessaire, et qu'on peut expliquer sans elle leurs effets généraux.

CHAPITRE SIXIÈME.

DE L'INFLUENCE DE L'ABSORPTION DANS L'EMPOISONNEMENT.

I. La solution du problème qui va maintenant m'occuper n'intéresse pas seulement la doctrine de l'intoxication ; elle sert encore à interpréter les effets des médicamens , et devient ainsi le pivot de la doctrine thérapeutique. Du parti que l'on prend dans cette question , dérive une plus ou moins grande facilité pour rendre raison des phénomènes pathologiques. Il est donc très-important de peser les faits et les divers ordres de considérations qui peuvent fournir quelques lumières. S'il venait à être prouvé que l'opinion qui admet la *nécessité* de l'absorption dans l'empoisonnement est insoutenable et contraire aux faits, il faudrait bien en conclure que la doctrine médicale qui repose sur ce principe est insuffisante et doit être remplacée par une plus féconde.

Depuis qu'un solidisme exagéré domine dans certaines Écoles, on n'a voulu voir dans le corps humain qu'un assemblage d'organes qui peuvent bien être utiles les uns aux autres, mais qui, malgré cette réciprocité de services , ont néanmoins une sorte d'indépendance en vertu de laquelle ils ne peuvent être affectés par un poison ou un médicament , qu'autant que ce médicament ou ce poison aura été charrié dans les vaisseaux jusqu'au contact de l'organe qui doit en ressentir l'impression. Les liquides circulant dans le système ne sont envisagés que comme des véhicules maîtrisés dans leurs mouvemens par la seule impulsion des solides , et portant dans toutes les parties les excitations que peuvent produire les matériaux qu'ils entraînent. Ainsi l'opium n'est censé réaliser ses effets que parce que ses molécules sont arrivées jusque sur le cerveau. Les molécules de la strychnine ont beau traverser le cerveau et le cœur, leurs effets ne se manifestent que lorsqu'elles ont pu atteindre la moelle épinière. En revanche, la digitale pourprée resterait inerte en passant à travers le cerveau et la moelle épinière, et ne se montrerait active qu'au contact du cœur, etc. Voilà ce que l'on soutient sans trop d'examen, et seulement parce que cette manière de voir arrange l'opinion des *solidistes*.

Cependant, il faut le dire, on commence à sentir l'insuffisance de cette théorie, et à reconnaître qu'on peut élever contre elle de fortes objections (1). On s'est même un peu ravisé dans ces derniers temps, comme je l'ai déjà dit. On s'est hasardé jusqu'à prétendre que le sang n'était pas dépourvu de vie, et que l'action de certains poisons causait souvent plus de désordres dans la vie des liquides que dans la vie et la texture des solides. On semble pressentir ainsi cette grande loi de *l'unité vitale* qui domine les plus importans problèmes de l'étude de l'homme. Il est probable que ces *nouveautés médicales*, si anciennes à Montpellier, obtiendront faveur en d'autres pays, parce que, comme on l'a dit, *la raison finit tôt ou tard par avoir raison.*

II. Je passe à l'examen du problème qui fait l'objet de ce chapitre, et je note d'abord comme

------

(1) Voy. l'essai de tox. de M. H. DE MONTGARNY, p. 25.

une contradiction de doctrine, que les médecins qui ont le plus besoin d'avoir recours aux influences *sympathiques* pour expliquer comment une lésion locale peut provoquer les désordres les plus variés dans l'économie, sont ceux-là même qui supposent que les médicamens ne peuvent produire des effets généraux qu'autant que leurs molécules ont été entraînées dans les secondes voies et amenées au contact de l'organe qui paraît le plus spécialement affecté. Pourquoi ne pas admettre aussi que l'impression produite par le poison ou le médicament sur la sensibilité de l'organe d'application, peut se transmettre *par sympathie* sur l'ensemble du système, et exciter des réactions qui varieront suivant le mode de perversion reçue ou le système organique intéressé. Dans l'étude des phénomènes du corps vivant, il ne faut jamais perdre de vue que les diverses parties qui le composent sont solidaires les unes à l'égard des autres ; l'une d'elles ne peut guère recevoir une impression fâcheuse, sans qu'elle ne soit ressentie par l'ensemble vivant, qui réagit proportionnellement à l'intensité et à la nature de l'affection que l'agent nuisible aura provoquée. En tenant ce langage, je reste bien plus fidèlement dans l'expression générale des faits, que si je supposais, par exemple, que les réactions s'effectuent sur le système nerveux, puisque, comme nous l'avons déjà vu, les désordres généraux de l'empoisonnement peuvent survenir sans l'intégrité de ce système. Je ne serais pas non plus en droit de dire, d'une manière générale, que les poisons n'agissent que par l'intermédiaire du système sanguin, parce qu'il est des observations qui prouvent que leurs effets se sont manifestés sans que le système sanguin pût en être supposé le conducteur.

Sans doute l'on ne peut s'empêcher de reconnaître que l'absorption a lieu dans beaucoup de cas : aussi je ne prétends pas en contester la réalité. Je soutiens seulement qu'on ne doit point la regarder comme une condition indispensable de l'effet des poisons et par conséquent des médicamens. Si je parviens à démontrer que, dans certaines circonstances, les désordres les plus graves et la mort même sont survenus sans que l'absorption des molécules vénéneuses ait été possible, je serai conduit à penser que lorsque leur passage dans les secondes voies a pu s'effectuer, ce phénomène n'a eu qu'une importance secondaire.

III. On a pu alléguer, comme raison de croire à la nécessité de l'absorption, 1° que des poisons appliqués à l'extérieur ont causé l'empoisonnement ou manifesté leurs effets sur des organes éloignés du lieu d'application ; 2° qu'on a souvent retrouvé des traces de ces matières, soit dans le produit des sécrétions, soit dans l'intérieur même du système, phénomène qu'on a pu dès lors regarder comme constant. Chacune de ces observations peut se vérifier par des faits.

M. CHAUSSIER rapporte qu'ayant conseillé à un homme l'application sur le scrotum de compresses imbibées d'alcool camphré, il le vit bientôt après tomber dans un état d'ivresse caractérisé par la rougeur de la face, la plénitude du pouls, l'incohérence des propos, la somnolence, etc. (1). Le même médecin avait également vu l'ivresse et le délire succéder à l'application sur les jambes de cataplasmes de cresson arrosés d'eau-de-vie ; et des lotions faites sur le scrotum d'un galeux avec une décoction de tabac, provoquer des nausées, des vomissemens, etc. On pourrait citer, au besoin, un grand nombre de faits analogues.

D'un autre côté, les observations les plus communes témoignent que des poisons ou des médicamens sont passés dans les secondes voies, à travers les filières des organes.

L'odeur du camphre, de l'éther, de l'ail, etc., se retrouve dans l'exhalation pulmonaire de ceux qui en ont fait usage ; les urines prennent la teinte rouge ou jaune après l'ingestion des betteraves ou du safran, et l'on sait qu'elles répandent l'odeur de violettes ou un arome particulier chez les personnes qui ont pris de la térébenthine ou mangé des asperges.

DARWIN avait retrouvé des quantités notables de nitrate de potasse dans les urines d'un individu qui usait en abondance d'une boisson nitrée. Dans quelques cas où l'on avait mêlé l'hydrocyanate de potasse aux alimens, on a constaté la présence

----

(1) Rec. de mém. sur div. obj. de méd. lég., p. 401.

de ce sel dans les urines par la teinte bleue que leur communiquaient les sels ferrugineux. On a souvent vérifié aussi que l'emploi soutenu d'un carbonate alcalin rendait les urines alcalines.

Il y a quelques années qu'un ouvrier fondeur de cuivre étant entré à l'Hôtel-Dieu de Paris pour s'y faire traiter d'une amaurose, on remarqua que ses cheveux, blanchis par l'âge, présentaient aussi une teinte verdâtre. M. LAUGIER les soumit à l'analyse, et y trouva, en effet, une certaine quantité de cuivre et des traces de fer et de manganèse (1).

On a observé que lorsqu'un animal enragé a déposé dans la morsure qu'il a faite sa bave *virulente*, la cautérisation locale n'est utile et préventive qu'autant qu'on la pratique dès les premiers momens, et avec l'espoir de neutraliser le *virus* dans le lieu même de l'insertion et avant qu'il n'ait été absorbé (2).

IV. Quoique les conséquences de ces faits et de

---

(1) Journ. de chim. méd.; an 1826, p. 120.

(2) Au sujet des faits qui viennent d'être cités, je ferai une réflexion : c'est que, dans les cas analogues où il s'agit de juger si une substance donnée est passée dans les secondes voies, il ne suffit pas de le conclure de quelque apparence accidentelle qui peut induire en erreur ; mais il faut alors obtenir des vérifications qui portent sur des caractères essentiels et positifs. Par exemple, NYSTEN rapporte qu'un calculeux qui avait fait pendant

leurs analogues soient en faveur de l'absorption

long-temps usage d'une boisson acidulée par l'acide nitrique, fut taillé par M. Dubois, et que le calcul qui fut extrait avait, dans ses couches les plus profondes, une teinte rosée qui fut attribuée à l'action de l'acide nitrique sur l'acide urique. Or, comment supposer que l'acide nitrique, capable de cet effet, ait traversé les vaisseaux sans produire aucun effet sur le sang ? La couleur rose ne pourrait-elle provenir d'une autre cause ? C'est le cas de se méfier du raisonnement *post hoc, ergò propter hoc*.

M. Colson (rev. méd.; 1828, tom. I, p. 30) prétend avoir constaté l'absorption du mercure et sa circulation avec le sang, de la manière suivante :

Des individus qui avaient subi un traitement mercuriel ayant été saignés, il présentait au jet du sang une lame de cuivre jaune bien décapée, et la tenait ensuite plongée dans le sang qu'il maintenait liquide par le moyen du sous-carbonate de potasse. Il assure avoir reconnu, dans tous ces cas, des taches d'amalgame. Il a obtenu les mêmes résultats toutes les fois qu'il a répété l'expérience, et a fait voir le phénomène à plusieurs personnes.

Comment M. Colson a-t-il constaté que ces taches blanches étaient un véritable amalgame? est-ce par le simple aspect? Je demande si une lame de laiton, couverte de sang, laissera bien apercevoir la tache de mercure ? Le brillant de l'amalgame a-t-il été déterminé par un léger frottement? Pourquoi alors n'avoir pas recherché le mercure par les moyens chimiques? Cela était d'autant plus nécessaire, que, d'après quelques expériences de M. Sue, l'interposition d'un liquide empêcherait l'amalgame de se produire : ce qui ne serait point en faveur de l'assertion de M. Colson. Aussi dit-il lui-même : « Je sais qu'on peut élever des doutes sur l'exac-

des matières vénéneuses ou médicamenteuses, elles n'autorisent point, selon moi, à admettre la *nécessité* de cette introduction dans le torrent circulatoire toutes les fois que les réactions se prononcent. Pour appuyer cette assertion, je me fonde principalement :

1° Sur la promptitude de certains effets vénéneux, qui ne permettent pas de supposer que l'absorption ait eu le temps de se faire.

2° Sur la manifestation des effets vitaux sympathiques, lors même que la cause matérielle a été rejetée assez tôt pour qu'on ne puisse admettre son absorption.

3° Sur ce que la même substance peut quelquefois produire des effets très-différens, suivant qu'elle est introduite dans l'estomac ou appliquée sur la surface extérieure ou toute autre ; ce qui ne devrait point arriver si elle n'agissait dans les deux cas qu'autant qu'elle serait absorbée.

4° Sur ce que la réaction vitale qui s'opère est moins proportionnelle à la quantité de matière absorbée qu'à l'intensité de l'impression ressentie *vitalement* par la surface d'application.

---

titude du résultat de mes expériences, et que les faits avancés par M. Sue sont les plus fortes objections que l'on puisse me faire ; » et il s'occupe de les réfuter. Mais n'est-il pas évident qu'on ne pourrait faire aucune objection solide à M. Colson, s'il avait bien mis hors de doute l'existence du mercure? C'est donc de l'incertitude de ses preuves que naît la faiblesse de ses assertions.

(Note de l'éditeur.)

5° Enfin, sur la possibilité de provoquer des ré-actions sympathiques par le moyen d'une application locale, dans les cas de syncope et d'asphyxie, où l'inertie de la circulation doit être un obstacle à l'absorption.

V. *A.* J'ai dit d'abord que la promptitude de certains effets vénéneux est incompatible avec la nécessité d'une absorption.

Un chirurgien met du tabac sur une plaie de la cuisse, et à l'instant même surviennent des vo-missemens énormes. Il répète l'application, et les mêmes effets se renouvellent. QUESNAY, qui rap-porte ce fait, reconnaît que l'effet est ici purement sympathique, et que l'intromission du stimulant n'a pu s'effectuer en aussi peu de temps (1).

ÉDOUARD ADAM ne pouvait mettre dans sa bou-che un liquide alcoolique, lors même qu'il le re-jetait à l'instant, sans éprouver de vives douleurs à la vessie.

Certains poisons exercent leur action anti-vitale si rapidement, qu'il suffit de leur contact sur un point de l'économie pour que la mort survienne en quelques secondes seulement. Est-il possible d'admettre que les molécules ont été entraînées en aussi peu de temps dans la circulation, et que la vie est devenue impossible par suite d'une désor-ganisation suffisante introduite dans le méca-nisme des fonctions? Quiconque a vu avec quelle

____

(1) Traité de la gangrène, p. 196.

promptitude le simple contact d'une goutte d'acide prussique fait périr un animal, sera peu disposé à adopter cette explication. Ne serait-il pas d'ailleurs bien étonnant que la vie montrât autant d'avidité pour absorber des matières si ennemies de la vie? « *Non tàm facilis ingressus acrium in minima vasa, ac crediderunt multi* », disait Van-Swieten. Si je ne me trompe, un phénomène, de ce genre est comparable à ces nouvelles désastreuses, à ces impressions de terreur forte, qui frappent d'une manière foudroyante, sans que l'inspection la plus attentive du cadavre laisse découvrir de lésion organique qui rende raison de ce terrible effet. Qu'on se rappelle l'observation de ce prince Persan, qui, feignant de diriger son poignard sur la poitrine de sa favorite, a la maladresse d'effleurer la peau de l'épigastre, et la voit tomber morte à l'instant. Dans ces cas-là, l'impression ressentie par la cause morale réagit sur les conditions de la vie ; au lieu que, dans l'effet soudain de certains poisons, l'impression fatale est adressée au système vivant en tant que vivant, sans que l'âme y intervienne (1).

VI. *B.* J'ai dit encore que les effets sympathiques du poison se déclaraient quelquefois, lors même qu'il a été rejeté assez tôt pour qu'on ne puisse admettre une absorption. Ce que je dis des poisons peut s'appliquer aussi aux médicamens.

---

(1) On se croit obligé d'admettre l'absorption de la

MORGAGNI prend un repas dans une auberge, et éprouve les symptômes d'un empoisonnement, tels que vomissemens violens, angoisses des plus pénibles, etc. Il rejette quelques débris d'une plante qu'on reconnaît pour être des feuilles de ciguë, et dès ce moment tous les accidens s'arrêtent comme par enchantement. En aurait-il été de même si, pour décider les phénomènes généraux, il avait fallu que le principe actif de cette plante vireuse eût pénétré dans les secondes voies? Et n'est-ce pas ainsi que les choses se passent dans la plupart des empoisonnemens, où les symptômes les plus alarmans s'effacent aussitôt que la matière qui les entretenait a été expulsée au dehors spontanément ou par l'emploi d'un vomitif?

KAW-BOERHAAVE, WEPFER et autres, ont vu une pilule d'opium produire, à un haut degré, tous

---

substance toxique toutes les fois qu'elle donne lieu à des symptômes généraux, et que l'effet local est très-faible, ou même nul. Mais on n'ignore pas que la présence seule d'un foyer vermineux dans l'estomac peut provoquer des convulsions, le délire, la dyspnée, des palpitations du cœur qui ont pu en imposer pour une lésion organique de ce viscère. Que l'on suppose un poison à la place des vers : je demande pourquoi on répugnerait à croire que l'action locale qu'il exerce peut retentir par sympathie sur le système entier ou sur certains organes, sans qu'il soit nécessaire de faire intervenir l'absorption, qui ne peut être invoquée dans les cas d'affections vermineuses?

(Note de l'éditeur.)

les effets propres à ce médicament, quoique la pilule rejetée par le vomissement eût conservé sa forme et son poids primitifs (1). Des lavemens opiatiques, rendus presque aussitôt, n'ont pas laissé de décider les effets d'un narcotisme renforcé.

Je me borne à citer ces faits, qui sont inexplicables si on admet la nécessité de l'absorption, mais qui sont faciles à concevoir si l'on a recours aux actions sympathiques.

VII. *C.* Si les poisons ne provoquent les phénomènes généraux qu'autant que leurs molécules sont absorbées, la promptitude et l'intensité de leurs effets devront être en rapport avec l'activité de leur absorption. S'il est vrai cependant que tel poison appliqué sur une partie du corps vivant n'a qu'une action lente et faible, tandis que ses effets deviennent plus rapides et plus violens si l'application se fait sur d'autres parties, sans qu'on puisse attribuer ces différences au degré d'activité du système absorbant, encore faudra-t-il convenir que l'empoisonnement ne dépend pas nécessairement de l'absorption.

Ainsi (et j'emprunte ces résultats à M. Orfila), 4 grains d'acide arsénieux étant appliqués sur le tissu cellulaire de la partie interne de la cuisse d'un animal, le tuent en trois, quatre ou six heures; même quantité appliquée sur le dos, amène,

---

(1) Barthez, leç. orales de matière médic.

en général, une mort plus prompte : substituez, au contraire, à l'acide arsénieux la même dose de sublimé corrosif ; appliquée sur le tissu cellulaire de la cuisse d'un animal, elle causera la mort en quinze ou vingt-quatre heures ; au lieu que, mise en contact avec le tissu cellulaire du dos, l'animal continuera de vivre six, sept ou huit jours.

Comment se fait-il que, l'acide arsénieux tuant plus vite au dos qu'à la cuisse, l'action du sublimé se prononce d'une manière inverse ? Peut-on dire, après cela, que l'activité et le développement du système absorbant décident de l'efficacité vénéneuse ?

Dans cette hypothèse, on ne voit pas pourquoi le même poison produit des effets différens, suivant qu'il a été appliqué sur telle ou telle autre région ; une fois parvenu dans le torrent circulatoire, qu'importe qu'il y soit arrivé par une telle voie ou par une autre? Cependant, suivant Rogeri, la digitale pourprée, administrée en frictions, n'a plus l'inconvénient de ralentir le pouls ; ce qu'elle fait si communément lorsqu'elle est introduite dans les voies digestives. Cette différence peut même se prêter à quelques indications particulières (1).

Le docteur Wight avait noté que les médicamens

---

(1) Voy. l'aperçu sur l'absorpt. cutan. — Diss. inaug. sout. en 1822, par M. Paschal, p. 17.

purgatifs mêlés avec le liniment volatil ordinaire, administrés en frictions sur la partie inférieure de la colonne épinière, entretenaient le ventre libre chez des individus qui n'avaient éprouvé aucun effet de l'ingestion des purgatifs (1).

Cotuni avait constaté que l'opium est plus actif lorsqu'on l'administre en lavement que lorsqu'il est amené directement dans l'estomac. Cette observation, que j'ai rapportée ailleurs, et que M. Orfila a vérifiée, ne se concilie point avec la nécessité de l'absorption, d'autant mieux que les vaisseaux absorbans deviennent, comme on sait, plus rares à mesure qu'on avance dans le trajet des gros intestins.

VIII. *D.* J'ai dit que la réaction occasionée par un poison était bien moins proportionnelle à la quantité de matière portée dans les secondes voies, qu'à l'intensité de l'impression perçue par la *sensibilité vitale* de la surface d'application, d'où je crois pouvoir conclure que les effets de l'empoisonnement ne dérivent pas nécessairement de l'absorption, et qu'il y a quelque chose de plus.

Il arrive, en effet, quelquefois qu'une substance malfaisante dont on a l'habitude pénètre en abondance dans les secondes voies sans produire aucun mal tant qu'elle est introduite par les surfaces habituées à cette impression; au lieu que les effets

----

(1) Rev. méd., tom. XII, p. 101.

fâcheux se déclarent aussitôt qu'on la met en rapport avec une partie vivante étrangère à cette habitude, et lors même que la dose est réduite de beaucoup.

Un homme est adonné à l'usage des boissons alcooliques ; il peut en prendre de grandes quantités sans s'enivrer ; le système en est comme inondé ; toutes les sécrétions, notamment la sueur, exhalent l'odeur de l'alcool ; eh bien ! ce même homme ne peut prendre en *lavement* des quantités bien moindres de ces liquides spiritueux sans éprouver tous les phénomènes de l'ivresse.

Un candidat nous racontait, à un examen (1826), qu'habitué depuis long-temps à l'usage de l'opium, il en prenait plus de 8 grains par jour. Ayant voulu en prendre en lavement, il mit 20 *gouttes seulement* de laudanum dans le liquide ; le lavement fut rejeté bientôt après, et malgré cela tous les effets de l'opium se déclarèrent à un haut degré, et la vessie en particulier fut atteinte d'une sorte de paralysie qui dura plusieurs jours.

Dans les cas de ce genre, et dans d'autres analogues que l'observation met hors de doute, il est bien évident qu'on aurait tort d'attribuer la plus grande efficacité de l'alcool ou de l'opium à une plus grande activité de l'absorption. Si l'introduction dans le rectum a produit des effets plus énergiques que lorsque la matière pénétrait par l'estomac, cela provient de ce que le rectum, n'ayant pas l'habitude de ces impressions, a dû, par cela même, les ressentir plus vivement et les transmettre au système avec plus de force. De pareils faits sont pour moi décisifs.

IX. *E.* Enfin, si l'on observe ce qui se passe dans la syncope et l'asphyxie, on trouvera une preuve nouvelle de la vérité que je cherche à démontrer. En effet, si les médicamens et autres substances actives ne pouvaient provoquer la réaction du système par une impression locale et sans le secours de l'absorption, l'inertie de la circulation, dans ces deux états morbides, serait un obstacle à leur traitement et à leur guérison. Mais l'expérience a appris que le simple contact d'une substance irritante sur la muqueuse du nez ou du rectum pouvait réveiller l'action du cœur momentanément enrayée. Qu'on me dise que cet effet n'a lieu qu'après le transport de la substance sur l'organe éloigné qui a réagi à l'impression !

X. Les diverses considérations que je viens de parcourir rapidement me semblent propres à établir que la doctrine qui subordonne uniquement les effets généraux des poisons à l'absorption de leurs molécules, est insuffisante et n'explique pas tous les faits. Ceux même qui, envisagés sous un certain point de vue, semblent déposer en sa faveur, suggèrent souvent des conclusions contraires si on les discute avec plus d'attention.

MM. Delile et Magendie ont expérimenté que si, après avoir blessé la patte d'un chien avec des flèches imprégnées de *ticuté*, on liait forte-

ment la partie au-dessus de la plaie , tous les accidens cessaient aussitôt ; mais si on relâchait la
ligature pendant *la moindre fraction* de temps possible , on voyait sur-le-champ se manifester une
série de symptômes de l'empoisonnement , qu'*une
nouvelle constriction suspendait à l'instant* (1).

Il semble , au premier aspect , que le relâchement de la ligature permet à l'absorption de s'o-
pérer , et que c'est pour cela que se déclarent les
symptômes de l'empoisonnement. Mais si la présence de la matière dans les secondes voies était
réellement la cause de ces accidens, on ne voit
pas pourquoi le resserrement de la ligature les ferait cesser aussitôt , puisque la matière déjà portée
dans les vaisseaux y serait toujours présente et con-
tinuerait d'agir. Ne serait-ce pas plutôt que les effets de l'empoisonnement réclament comme condition essentielle de leur développement l'intégrité
des communications de la partie empoisonnée
avec le système entier, ou avec l'organe qui lui
est sympathiquement associé ? La ligature agirait
alors en interrompant ces communications ; et l'on
concevrait sans peine ces alternatives de l'effet vénéneux , qui dépendraient alors de l'interruption
ou du retour de ces communications obtenus à
volonté par la constriction ou le relâchement du
lien.

------

(1) Éphém. méd. de Montp. ; Avril, 1827, p. 368.

MM. Dunal et Dufresne, essayant la noix vomique sur les ruminans, donnent à deux brebis 10 grains de cette substance, en doublant chaque jour la dose. Les premières doses n'ont d'autre effet que d'exciter l'appétit de l'animal, de le rendre plus alerte ; ce n'est que quand la dose est portée à 6 gros, que l'animal succombe à un tétanos bien caractérisé. A l'ouverture, ils trouvent dans la panse, au milieu des alimens, des débris de l'épiderme écailleux qui la tapisse, et la muqueuse largement dénudée. Les expérimentateurs en concluent que, tant que la dose a été faible, le poison n'a agi que comme excitant, *l'absorption étant peu favorisée par la texture de l'épiderme* ; mais lorsque une grande dose a produit l'inflammation qui a détruit cet obstacle à l'absorption, les effets ordinaires se sont manifestés (1).

Ce fait suppose-t-il nécessairement une absorption? On serait tenté de le croire ; et cependant je le crois plutôt propre à être invoqué pour soutenir qu'elle n'est pas indispensable. Je demande pourquoi l'absorption des premières quantités n'aurait pu s'effectuer le long des voies digestives, si actives pour absorber le chyle. Si l'effet vénéneux ne se manifeste avec toute son énergie que lorsque la surface vivante a été dénudée par l'inflammation, n'est-ce pas que cet état mor-

_____

(1) Éph. méd. de Montp., tom. I, p. 372.

bide accidentel a rendu cette surface bien plus disposée à ressentir et à transmettre d'une manière funeste l'impression faite par la noix vomique (1)?

XI. D'après ma manière de concevoir l'action des poisons, je regarde comme allant au-delà des faits la définition des poisons narcotiques, que je lis dans la toxicologie de M. ORFILA : « on donne, » dit-il, ce nom à ceux qui, *étant rapidement absorbés*, déterminent la stupeur, l'assoupissement, » la paralysie ou l'apoplexie, et des mouvemens » convulsifs (2). » Cependant M. ORFILA a reconnu qu'en donnant 3 gros d'opium à un chien, la mort

---

(1) Pour vérifier jusqu'à quel point les effets d'un poison dépendent de l'absorption de ses molécules, ou de l'impression qu'il fait sympathiquement sur la sensibilité vitale, il faudrait, je crois, éprouver :

1° Dans combien de temps et avec quels phénomènes une quantité donnée d'un poison, appliquée sur le tissu cellulaire immédiatement après sa dénudation, devient mortelle à l'animal.

2° Si la même dose appliquée sur ce tissu, mais après avoir laissé à l'inflammation le temps de se développer, décide des effets ou plus prompts ou plus intenses.

Il est certain que la partie enflammée étant l'aboutissant d'une fluxion, l'absorption doit s'opérer plus lentement ; mais aussi l'impression vitale ressentie doit être plus forte.

En variant ce double genre d'expériences pour les lieux d'application, on serait peut-être amené à quelques résultats intéressans. (*Note de l'éditeur.*)

(2) Trait. des pois., tom. II, pag. 52.

en fut bientôt la suite, quoiqu'il retrouvât la presque totalité du poison dans l'estomac.

Pour caractériser le mode d'action des préparations arsenicales, l'habile toxicologue que je cite établit « que ce sont des poisons énergiques qui » ne tuent pas, comme on le croit vulgairement, » parce qu'ils brûlent l'estomac et les intestins, » mais parce qu'ils *sont absorbés*, et qu'ils détrui- » sent les propriétés vitales du cœur ; assez sou- » vent même ils enflamment et ulcèrent cet or- » gane (1). »

Je reconnais, avec M. ORFILA, que la mort n'est pas la suite nécessaire des lésions locales, puisqu'elle peut survenir sans ces lésions ; mais je crois qu'on peut, sans invoquer l'absorption, expliquer les désordres de l'économie par l'impression ressentie par l'estomac, et transmise au système par irradiation sympathique ; c'est du moins l'interprétation que les observations que j'ai développées rendent plus générale.

M. ORFILA avoue que les poisons arsenicaux qui, selon lui, agiraient en détruisant les propriétés vitales du cœur, peuvent produire ce résultat sans enflammer et sans ulcérer cet organe, puisque l'inflammation et l'ulcération ne sont point des phénomènes constans.

Je conviens qu'en effet, les aptitudes vitales

______

(1) Secours à donner aux empoisonnés, p. 47.

d'un organe peuvent disparaître sans que cet organe laisse apercevoir le moindre désordre *instrumental*. Mais je serais porté à généraliser un peu plus l'influence de ces poisons, et à ne pas la borner à une action sur le cœur. J'admets que l'impression funeste a intéressé le système général des forces vitales, et que l'affection dont il a été atteint a pu réagir en arrêtant tantôt les fonctions du cœur, tantôt celles du cerveau, etc. ; ce que les faits pathologiques me semblent confirmer pleinement.

XII. La doctrine que j'adopte pour interpréter les effets des poisons, et en même temps des médicamens, a été généralement celle des observateurs qui ont compris qu'une théorie médicale doit être fondée sur l'ensemble des faits qui sont de sa compétence, et non sur quelques-uns seulement.

« Les remèdes excitans, astringens, etc., dit
» Frank, qui, après leur introduction dans l'esto-
» mac, vont produire leur effet sur des parties éloi-
» gnées, *ne leur sont point transmis par les secondes*
» *voies* ; ils agissent en vertu des rapports sympa-
» thiques qui lient la peau et les autres organes
» avec les viscères de l'abdomen (1). »

» Les médicamens, dit Cullen, qui produisent
» des effets considérables sur tout le système, agis-
» sent spécialement ou *uniquement* sur l'estomac...;

______

(1) Frank, méd. prat., tom. II, p. 219.

» et ce n'est que par leur impression sur ce vis-
» cère qu'ils affectent le reste du système...., puis-
» qu'ils agissent tantôt si subitement, qu'on ne
» peut supposer qu'ils aient passé dans la masse
» du sang......., et tantôt à si petite dose, que
» l'on ne peut admettre qu'ils parviennent en subs-
» tance jusqu'aux parties où se manifestent leurs
» effets (1). »

« J'avais cru (c'est MEAD qui parle), lorsque je
» songeai pour la première fois à donner ces essais,
» que tous les phénomènes que présentent les poi-
» sons, surtout ceux du règne animal, pouvaient
» s'expliquer *assez facilement* par leur action sur le
» sang ; mais en examinant de plus près l'effet ra-
» pide de leur malignité, j'ai reconnu qu'il n'est
» pas en proportion du temps qu'il faudrait pour
» que les parties vénéneuses fussent entraînées dans
» le torrent de la circulation (2). »

---

(1) Matière méd. ; trad., tom. I, p. 125-127.
(2) OEuv. comp. de MEAD ; trad. p. COSTE, tom. I, p.
61. — QUESNAY, dans son traité de la gangrène, reconnaît
que les effets des poisons ne sont pas toujours dus à
l'absorption. Voici comment il s'exprime : « Le venin
» des animaux se répand-il dans tout le corps pour cau-
» ser les désordres qu'il produit dans toute l'économie
» animale ? ou bien ces désordres universels sont-ils des
» effets sympathiques causés par l'impression que le ve-
» nin fait uniquement sur la partie blessée ? J'ai prouvé
» que ce dernier cas est très-possible (p. 196 et suiv.). »

Schultze professait les mêmes principes, et les confirmait par l'expérience suivante : il ouvrait l'artère crurale d'un chien, et au moment où le sang jaillissait avec le plus de force, il instillait dans la gueule de l'animal quelques gouttes d'huile styptique de Dippel. Aussitôt l'hémorragie s'arrêtait, et un caillot de sang se formait à l'ouverture du vaisseau. Osera-t-on dire que ce phénomène avait lieu en vertu de l'absorption (1) ?

Je pourrais citer bien d'autres témoignages en faveur de cette doctrine ; mais je dois me borner. D'ailleurs les données que j'ai tâché d'établir seront renforcées encore par les considérations pathologiques et thérapeutiques dont l'étude générale de l'empoisonnement me fournira le texte (2).

––––––––––

(1) Barthez, leç. or. de mat. méd.

(2) M. Brodie, à qui la toxicologie a de notables obligations, reconnaît aux poisons trois manières d'agir :

1° Les uns n'ont qu'une action locale. Ils amènent la mort, par suite des désordres locaux, de la même manière que les brûlures. On voit bien que ce sont là les *poisons chimiques* de l'auteur.

2° Les autres ne produisent leurs effets qu'autant qu'ils sont absorbés et portés par les fluides en circulation vers un système particulier. Ainsi la strychnine va sur la moelle épinière, l'émétine sur le diaphragme, etc.

3° Il en est qui tuent *en produisant sur les papilles nerveuses de l'estomac une impression particulière non compliquée de lésion organique.*

Cette dernière interprétation lui a paru indispensable

pour expliquer la mort foudroyante survenant après l'ingestion de certains poisons qui laissent le plus souvent l'estomac intact : comme l'acide hydrocyanique, l'alcool, le tabac, etc.

On voit bien que le sentiment de M. Brodie ne diffère de celui de l'auteur qu'en ce qu'il rétrécit trop le rôle des irradiations sympathiques. Il attribue trop exclusivement à l'absorption la faculté de pervertir l'activité de tel ou tel système organique ; et, poursuivi par les faits, il s'adresse aux papilles nerveuses de l'estomac, faute de mieux. En un mot, il n'accorde pas assez au principe d'unité vivante pour ressentir les impressions, en réfléchir les effets, et réaliser sur tel ou tel organe, ou sur l'économie entière, tel ou tel mode de perversion vitale. (*Note de l'éditeur.*)

SECONDE PARTIE.

TOXICOLOGIE PATHOLOGIQUE.

CHAPITRE PREMIER.

SYMPTOMATOLOGIE DE L'EMPOISONNEMENT.

Jusqu'à présent j'ai envisagé l'empoisonnement dans ses rapports avec quelques circonstances physiologiques. J'ai démontré que l'action des poisons pouvait varier suivant les espèces d'animaux, leurs dispositions vitales, le degré d'habitude, les voies par où ils trouvent accès dans l'économie. Toutes ces considérations constituent ce que j'ai nommé *toxicologie physiologique*, ou *doctrine physiologique de l'intoxication*.

La *Toxicologie pathologique*, qui fait l'objet de cette partie, considérée indépendamment des espèces toxiques, doit nous faire connaître, d'une manière générale, quelles sortes d'effets les poisons

décident sur l'homme ; quels désordres ils introduisent dans l'économie ; jusqu'à quel point un
même poison fait éclore les mêmes phénomènes ;
enfin, quel est le danger dont s'accompagnent les
maladies produites par les poisons, ou, en d'autres
termes, quel est le pronostic de l'empoisonnement.

Les accidens que les poisons font naître dans
l'économie, et qui compromettent plus ou moins
la santé et la vie, peuvent se rattacher à quatre
circonstances principales :

1° Ils peuvent dépendre de désordres locaux occasionés sur la surface d'application.

2° Ils peuvent résulter du mode d'impression
que les poisons exercent *sympathiquement* sur tel
ou tel organe plus ou moins éloigné du lieu d'application, par une action *spécifique d'organes* (1).

3° Ils peuvent être l'expression du mode d'affection comme *spécifique* que le poison a suscité
dans le système général des forces, et qui se manifeste dans toute l'économie.

4° Ils peuvent, enfin, provenir de la puissance
désordonnée que les poisons exercent pour résou

---

(1) Si l'absorption du toxique était, en effet, pour
certains, une condition plus importante que je ne l'ai
établi, cette altération des organes et des fonctions serait
l'ouvrage de l'action immédiate des molécules, s'exerçant directement sur tel ou tel organe ou système d'organes éloignés du lieu d'application.

dre les forces vitales, et enchaîner l'innervation avec les caractères de l'ataxie la plus profonde.

Cette manière d'envisager la pathologie générale de l'empoisonnement n'est pas sans importance : en recherchant quelle peut être la part des désordres locaux, des phénomènes sympathiques, de l'affectibilité spécifique de tel ou tel système d'organes, de la production des affections spécifiques, on peut espérer de déterminer plus fidèlement jusqu'à quel point il sera possible de découvrir, par les symptômes, quel est le genre de causes qui les a provoqués.

Les effets que produisent les poisons ne diffèrent pas seulement suivant leur nature et les dispositions de l'individu, mais encore selon les doses et les voies par où l'application a été faite ; ces différences doivent donc être étudiées. Il faut aussi ne pas perdre de vue que des maladies provenant de toute autre cause que d'un poison, peuvent imiter par leurs symptômes les maladies qui sont l'ouvrage de certains poisons ; que celles-ci, à leur tour, simulent par leurs symptômes et les lésions qu'elles amènent, les symptômes et les lésions qui caractérisent les maladies pouvant se développer spontanément, telles que les inflammations, les apoplexies, les affections convulsives, les fièvres adynamiques, typhoïdes, ataxiques ou malignes, etc.

Mais quoique on ne doive point, d'après cela, accorder une confiance trop exclusive à certaines séries de symptômes, non plus qu'à certains genres de lésions organiques considérés comme indices de tels ou tels poisons, il est évident aussi que le meilleur moyen de perfectionner la pathologie de l'empoisonnement sera de s'appliquer à bien saisir ce que chaque poison comparé aux autres peut offrir de commun ou de distinctif dans les effets qu'il réalise sur l'économie. L'importance ,de ces rapprochemens pathologiques se fait aisément apprécier.

I. DES CAS D'EMPOISONNEMENT AVEC PRÉDOMINANCE DES SYMPTÔMES LOCAUX.

Lorsqu'un poison du nombre de ceux que j'ai appelés *chimiques* a été introduit dans l'estomac, on voit se déclarer presque à l'instant même tous les symptômes d'une violente *gastrite*. Aussi quelques nosographes en avaient-ils fait une variété de la gastrite ordinaire, sous le nom de *gastritis à veneno*; et rien ne prouve mieux l'insuffisance de certaines doctrines qui assignent pour cause de toutes les maladies fébriles une *gastrite* ou une *gastro-entérite*, que les différences qui se montrent entre ces *gastrites* provoquées par un poison corrosif et certaines gastrites *spontanées*, ou du moins les maladies qu'on prétend rattacher à une inflammation de l'estomac. J'en tire cette conclusion que c'est bien moins l'affection locale qui décide du caractère d'une maladie, que la disposition générale du système qui est mise en jeu par l'affection locale.

Pour se former une idée juste d'un empoisonnement par *lésion locale primitive*, c'est-à-dire dans lequel les symptômes et les accidens qui se manifestent soient des conséquences *directes* de l'altération que le poison a produite sur la surface vivante au contact de laquelle il s'est trouvé, on ne saurait choisir un meilleur exemple que celui de l'empoisonnement par les acides minéraux.

A peine le poison corrosif a-t-il été avalé dans un état de concentration suffisante et en proportions assez grandes pour produire tous ses effets, *qu'à l'instant même* les douleurs les plus vives se font ressentir non-seulement dans l'estomac, mais encore dans l'arrière-gorge et le long de l'œsophage, c'est-à-dire dans toute la continuité des parties que le poison a parcourues. Bientôt les douleurs deviennent intolérables ; le ventre se tuméfie ; sa sensibilité est excessive et s'exaspère par le plus léger contact ; des horripilations se déclarent ; les extrémités deviennent froides ; le pouls est petit, concentré, précipité ; on dirait que la vie abandonne déjà la superficie ; le malade éprouve des angoisses inexprimables ; il est en proie à une agitation continuelle qui s'accompagne de contorsions dans tous les sens. Il y a des vomissemens répétés et excessifs de matières liquides ou solides, âcres, sanguinolentes ou noirâtres ; la soif est ardente, la déglutition difficile ; la boisson que l'on prend

rend la douleur plus déchirante par la distension qu'elle cause. On observe le ténesme, une constipation opiniâtre, quelquefois des déjections fréquentes s'accompagnant de tranchées vives; envie d'uriner qu'on ne peut satisfaire; voix rauque; haleine horriblement fétide; face pâle, grippée, souvent plombée, portant l'empreinte de la détresse la plus profonde; sueurs froides, gluantes, ramassées en gouttelettes; pouls misérable, intermittent, etc. Au milieu de tous ces désordres, les facultés de l'esprit se maintiennent dans leur intégrité; le malade apprécie très-bien son état jusqu'à l'instant même de la mort qui survient le plus souvent dans les vingt-quatre heures.

Si les accidens ne sont pas aussi promptement mortels, les membranes qui recouvrent l'œsophage, l'estomac ou les intestins se détachent par exfoliation vers le troisième ou quatrième jour. Les débris en sont rejetés, par les vomissemens ou les selles, en lambeaux plus ou moins étendus et conservant souvent la forme des organes qu'ils tapissaient. Dans les cas où la *maladie toxique* n'a une terminaison funeste qu'au bout de deux ou trois mois, on constate souvent, à l'autopsie des voies digestives, que la muqueuse a été régénérée sur les surfaces dénudées.

Si la marche de l'empoisonnement a été plus rapide, on trouve, à l'ouverture, les parois de l'estomac, notamment dans sa portion la plus déclive, recouvertes de plaques rouges, injectées, d'escarres gangréneuses plus ou moins profondes, d'érosions plus ou moins étendues, offrant même souvent des perforations complètes, autour desquelles les membranes du viscère ont leur limbe aminci et comme corrodé, au lieu de présenter un épaississement plus considérable et une sorte de bourrelet, ainsi qu'on le voit dans la plupart des cas de gangrène et de perforations *spontanées*.

A l'apparition des douleurs dès l'ingestion du poison, à la formation constante des escarres, à l'expulsion des membranes exfoliées qui s'opère à une certaine époque, mais surtout à la persistance des facultés de l'esprit au milieu de désordres aussi graves, on n'a pas de peine à reconnaître que, dans ces cas, les accidens et la mort sont surtout le résultat des altérations locales, telles que l'inflammation, la corrosion, les perforations, etc.

Il ne faut pas oublier cependant, et je l'ai déjà fait entrevoir, que, lors même que l'influence de l'action du poison semble consister plus spécialement dans la désorganisation locale dont il est la *cause directe*, il peut survenir des phénomènes généraux très-différens, en rapport avec les dispositions du système, toutes choses restant d'ailleurs égales. Les sympathies de l'organe lésé, sujettes à tant de variations, peuvent modifier et dénaturer même les résultats de l'action locale, au point de la rendre méconnaissable.

Certains médecins n'attribuent les fièvres adynamiques et ataxiques, avec les symptômes céré-braux qui en sont le cortége ordinaire, qu'à une phlegmasie de l'estomac ou des intestins : qu'on me dise pourquoi rien de comparable ne se montre à la suite de ces phlegmasies si intenses que produisent les poisons dont je retraçais les effets !

Si, dans ces cas, l'encéphale paraît le plus souvent rester étranger à l'inflammation et à la cautérisation des premières voies, il n'en est pas moins vrai aussi que, très-fréquemment, des causes d'irritation siégeant dans les mêmes lieux, pervertissent l'influence cérébrale, et donnent aux phénomènes de réaction les formes les plus variées. On observe communément des névroses entretenues par des affections gastriques. FORESTUS a signalé une manie purement bilieuse. En 1545, on vit régner en France, sous forme épidémique, une phrénésie entretenue par la présence de vers dans les premières voies; la mutité a pu dépendre également d'un foyer vermineux (1).

Ce serait une erreur de prétendre que les lésions d'un organe doivent s'irradier sur les autres organes avec lesquels il entretient des liaisons sympathiques, dans l'ordre de l'intensité de ces liaisons, et que cet ordre est déterminable *à priori*. S'il en était ainsi, il faudrait en déduire que,

---

(1) Voy. SPRENGEL, hist. de la méd., tom. III, p. 147; trad.

connaissant l'ordre des relations sympathiques d'un organe (de l'estomac, par exemple) avec tous les autres, on pourrait prédire quel sera l'organe le plus compromis par l'effet d'une lésion de l'estomac ; or, il n'est pas un praticien qui ne sache qu'une lésion de ce viscère réagira plus efficacement, tantôt sur le système circulatoire, tantôt sur l'appareil pulmonaire, tantôt enfin sur le cerveau, suivant les circonstances.

On peut cependant dire, avec M. LORDAT, qu'en général, lorsqu'un organe dont l'influence sympathique est très-étendue, reçoit une impression qui se répète sur ses subordonnés, celui qui est actuellement le moins sain est celui qui la ressent le plus (1).

REGA remarque fort bien que les personnes qui ont des ulcères aux jambes ou ailleurs, les sentent souvent s'enflammer dès qu'elles ont bu du vin généreux (2).

HOFFMANN rapporte qu'un homme qui portait un cautère au bras, ne pouvait faire usage des acides sans ressentir aux bords de cet exutoire un chatouillement incommode (3).

Je conclus de tout cela que, malgré qu'un poison nuise surtout par les désordres locaux qu'il

---

(1) Trait. des hémorragies, p. 331. — 1808.
(2) *Tract. med. de sympathiâ, cap. V.*
(3) Cit. par BARTHEZ, tom. I, p. 59.

aura primitivement suscités dans les voies digestives, il pourra intéresser d'autres systèmes d'organes par le moyen des sympathies ; que ces réactions pourront varier en raison des modifications
vitales introduites dans tel ou tel de ces systèmes
par certaines causes individuelles, notamment des
maladies antérieures ; enfin, que cette diversité des
phénomènes sympathiques pourra faire naître,
selon les cas, des difficultés pour la détermination
du genre d'empoisonnement qui sera cependant
le produit d'une action locale.

II. DES CAS D'EMPOISONNEMENT AVEC AFFECTION SPÉCIFIQUE D'ORGANES.

Les poisons, introduits dans l'estomac ou appliqués d'une tout autre manière, montrent souvent une espèce de prédilection pour frapper tel
organe ou tel système d'organes : c'est ce qu'on a
appelé *spécificité d'organes*. On sent bien que pour
les poisons en qui on la retrouve, les signes de
l'empoisonnement pourront offrir une physionomie
caractéristique plus ou moins propre à découvrir
ou du moins à faire soupçonner la nature de la
cause. Il est donc utile de rechercher quels sont
les poisons qui jouissent de ces aptitudes distinc-
tives.

L'observation met hors de doute l'existence de
cette *spécificité d'organes*. Ainsi, l'on connaît la
prédilection des cantharides pour exciter d'une

manière vicieuse les organes *génito-urinaires*, donner lieu à des ischuries pénibles, à des priapismes
douloureux, à des affections inflammatoires des
reins ou de la vessie. On n'ignore pas non plus la
tendance du mercure et de ses composés, par quelque voie qu'ils soient introduits, à irriter l'arrière-
gorge, à faire éclore des aphthes dans cette région,
et à activer outre-mesure le travail sécrétoire des
glandes salivaires. Les observations pratiques ont
encore appris que les mercuriels agissaient d'une
manière analogue sur le foie ; cette propriété a
même fait pressentir l'utilité de ces médicamens
dans certaines affections de ce viscère; il paraît
d'ailleurs que, dans les empoisonnemens par le
sublimé, on découvre assez généralement des altérations manifestes du foie (1).

M. ORFILA est porté à attribuer à l'acide arsénieux, par suite des suggestions de l'expérience,
la faculté d'enflammer le cœur d'une manière particulière.

Suivant M. MAGENDIE, le tartrate antimonié de
potasse, et généralement les antimoniaux, agiraient plus spécialement sur les poumons. Mais je
regarde comme bien plus solidement établie l'influence de ces poisons ou de ces médicamens pour
réagir sur l'estomac ou les intestins, lors même

---

(1) SAUNDERS, trait. des mal. du foie, p. 156 et 257.
(Note 26ᵐᵉ du trad.)

qu'on les emploie en frictions ou dans une plaie. Ainsi, le docteur James King a procuré des selles abondantes en pratiquant des frictions avec le tartre stibié sur la colonne épinière (1).

Koler, voulant exciter le vomissement chez un individu qu'un gros morceau de viande arrêté dans l'œsophage menaçait de suffocation, introduit du tartre stibié dans une plaie; le vomissement a lieu et entraîne l'obstacle. Du reste, les effets de la pommade d'Autenrieth déposent en faveur de la spécificité des antimoniaux sur les organes gastriques. M. Fages avait eu occasion de remarquer que son application topique sur des surfaces ulcérées ou des excroissances vénériennes, provoquait souvent des vomissemens et des selles qui ne permettaient pas d'en poursuivre l'usage.

C'est une chose digne d'être notée, que pendant que le venin de la vipère peut sans danger être introduit dans l'estomac, déposé dans une plaie, il affecte profondément l'estomac, les intestins et le mésentère, dont la surface présente des taches livides, noires et gangréneuses, suivant l'observation de Fontana. Il paraît même que, chez tous les animaux tués par ce venin, Bonet a constamment trouvé le canal cholédoque gangrené à son insertion dans le duodénum (2).

---

(1) Rev. méd., tom. XII, p. 101 (1823).

(2) Barthez, élém. de la sc. de l'homme, tom. II, p. 104, not. 17, 2ᵐᵉ édition.

Le *seigle ergoté* s'est montré en possession d'une action spécifique sur la matrice, et l'on a voulu, d'après cela, l'employer pour favoriser l'accouchement. Cette substance n'est que trop souvent mise en usage dans les colonies, pour provoquer l'avortement et tuer les enfans dans le sein de leur mère. S'il est quelques cas d'inertie de l'*utérus* où l'on puisse y avoir recours, il est aisé de prévoir combien ces sortes d'applications exigent de prudence.

Le *mouron (anagallis arvensis)*, qui est un poison pour les chevaux, quoiqu'il ne le soit pas pour l'homme, agit chez eux spécialement sur les organes de la déglutition (1).

C'est évidemment en vertu de cette spécificité d'organes, que l'opium, la belladone et autres végétaux narcotiques, affectent le cerveau, et amènent soit l'assoupissement, soit le délire et l'incohérence des idées.

Les singuliers effets de la respiration du gaz *oxide nitreux*, qui, comme on sait, produit l'exaltation des facultés de l'esprit et un penchant irrésistible aux mouvemens désordonnés, ne tiennent-ils pas à une action spécifique sur une portion de l'encéphale ?

M. Brodie ayant fait de nombreuses expériences sur le mode d'action de quelques poisons végétaux, notamment de l'huile *d'amandes amères*, du suc

____

(1) Fodéré, méd. lég., tom. IV, p. 46.

d'*aconit*, de l'*upas antiar*, du *woorara*, de l'huile empyreumatique de *tabac*, etc., a été conduit à penser que les uns tuent en agissant sur le cerveau et arrêtant la respiration sans nuire au cœur, si ce n'est d'une manière indirecte ; tandis que les autres agissent directement sur le cœur sans altérer la respiration, du moins dans le même rapport. Ce savant a même déduit de ces faits ce résultat très-curieux : que, dans les cas où le poison agit sur le cerveau, et de là sur la respiration, l'on peut, en entretenant artificiellement cette dernière fonction, maintenir quelque temps la circulation, et laisser à l'animal quelques chances de rétablissement, ainsi qu'il a pu l'exécuter (1).

Je n'insiste pas sur l'importance que peut avoir la considération de pareils faits, pour apprécier, dans les cas d'empoisonnement, la nature de l'agent qui l'a produit. L'enchaînement des symptômes est étroitement lié à la nature des fonctions de l'organe lésé, et la physionomie de chaque empoisonnement peut suggérer de *fortes présomptions* sur l'espèce de poison qui a été employée (2).

---

(1) Bull. de pharm. ; 4ᵐᵉ ann., p. 171.

(2) Il est à noter que cet effet sympathique d'une substance sur un organe éloigné, se prononce souvent avant même son effet local immédiat. M. BARBIER rapporte qu'un jeune homme qui avait pris une forte pincée de cantharides, ressentit le *premier jour* une grande irritation aux voies urinaires, accompagnée d'hématurie,

III. DES CAS D'EMPOISONNEMENT AVEC AFFECTION SPÉCIFIQUE DU SYSTÈME.

Dans les cas dont il vient d'être question, les effets des poisons ne se dessinent qu'en raison des organes plus spécialement compromis. Il en est un certain nombre d'autres où le caractère de l'empoisonnement semble consister plus particulièrement dans la nature comme spécifique de l'affection générale qui atteint l'économie.

Dans le premier cas, le fond de l'affection pourra être toujours le même ; les différences résulteront seulement de l'organe qui en ressent plus spécialement les effets ; ce sera, si l'on veut, une affection inflammatoire irritative, mais atteignant tantôt les organes gastriques, tantôt les organes génitaux, ceux de la circulation, de la respiration, etc. ; mais il arrive souvent que l'influence du poison se manifeste bien moins par les organes spécialement intéressés, que par le mode d'affection dont le système général a été frappé. En appelant cette affection *spécifique*, je veux faire entendre qu'elle se dessine par des symptômes qui lui appartiennent presque exclusivement, et qu'elle

---

etc., tandis qu'aucun symptôme morbide n'apparut du côté des voies digestives ; l'appétit ne diminua point, et la digestion s'opéra avec régularité. Ce ne fut que le *surlendemain* que se manifesta la diarrhée avec tranchées, accidens qui durèrent plusieurs jours. (Trait. de mat. méd., tom. III, p. 421.) (*Note de l'éditeur.*)

constitue un état maladif qui n'est déterminable que d'une manière empirique. Je n'ai pas besoin d'ajouter que, plus ces affections *spécifiques* seront saillantes, plus elles offriront d'indices pour faire présumer le genre du poison, et diriger l'application des méthodes empiriques de traitement.

J'ai parlé de la vertu que possèdent les mercuriels pour exciter l'excrétion de la salive. La persévérance avec laquelle ce ptyalisme se reproduit dans quelques cas, est une preuve de la tenacité de l'affection dont l'économie vivante a été atteinte. Ainsi, on peut lire, dans l'ouvrage de MEAD sur les poisons, l'observation d'une dame, qui, ayant avalé en trois jours 6 drachmes de mercure, saliva sans interruption pendant trois semaines, fut reprise six mois après de ce flux qui dura un mois, et le vit se reproduire avec plus de violence au bout de deux mois (1).

Les ouvriers exposés par état à l'influence des exhalaisons mercurielles, sont fréquemment atteints de vertiges, d'asthme, de paralysies, de tremblemens généraux, de mouvemens convulsifs, et de quelques autres symptômes assez constans pour caractériser cette espèce d'empoisonnement lent par les *mercuriels*.

Les préparations de plomb développent communément, chez les individus soumis habituellement à leurs émanations, une affection profonde,

______

(1) Ouv. déj. cit., tom. 1, p. 191.

que des constipations opiniâtres, des coliques violentes, la constriction des organes abdominaux, la
tension des artères, et la paralysie des extrémités
supérieures, dessinent de manière à laisser peu de
doute sur ses causes.

La morsure du serpent à sonnettes, déjà si remarquable par la promptitude de ses effets mortels, ne l'est pas moins par le caractère de l'affection qui en est la suite. Non-seulement elle développe sur toute la surface du corps une teinte
jaune à l'instar de la morsure de la vipère, mais
elle décide encore, par toutes les ouvertures, des
hémorragies mortelles; et elle produit un tel état
de septicité, qu'au moment de la mort, les solides
ont perdu leur cohésion et semblent déjà envahis
par la putréfaction.

Je noterai en passant que cette teinte jaune, ces
hémorragies si faciles, cette putridité, donnent à
l'affection que ce venin introduit dans l'économie
toutes les allures de la fièvre jaune, c'est-à-dire
que le *venin* du serpent à sonnettes amène des effets pathologiques analogues à ceux du *virus* de
cette contagion maligne.

Après l'ingestion de matières trop fortement cor-
rompues, telles que des œufs pourris, on voit assez
souvent survenir des affections qui simulent entièrement les fièvres typhoïdes. M. Dupuy a exécuté,
à Alfort, des essais avec ces substances sur des chevaux et autres grands quadrupèdes, et il s'est
convaincu qu'il était possible de susciter, comme

à volonté, ces maladies putrides, que caractérise surtout cette dégénérescence de la constitution moléculaire des solides et des liquides vivans, qui a été désignée sous le nom de *putridité maladive*, dégénérescence que BICHAT lui-même avait admise, tant les faits qui déposent de sa réalité sont décisifs, et qui, par une contradiction que rien n'explique, est méconnue, dans la production spontanée des fièvres putrides, par des médecins qui n'hésitent point à l'admettre comme effet de certains poisons (1).

---

(1) Il faut dire cependant que BICHAT se formait une fausse idée de la putridité maladive, en établissant qu'elle est toujours une conséquence de la faiblesse, et l'assimilant à la putréfaction qui survient après la mort. Pour rejeter ce sentiment, je me fonde sur les raisons suivantes :

1° Si la putridité pathologique était toujours le résultat direct de la faiblesse, on pourrait la produire à volonté à force d'abstinence et de saignées, ce qui n'est certainement pas. L'observation médicale ne nous montre-t-elle pas, dans une foule de circonstances, une profonde résolution de forces sans aucun vestige de dégénérescence putride ? N'arrive-t-il pas aussi tous les jours que la vie s'éteint par suite de maladies prolongées, sans que le corps porte de traces d'un état septique ? CULLEN a d'ailleurs recueilli des faits qui prouvent que la putridité qui apparaît à la vérité le plus souvent dans le cours de la fièvre prétendue *adynamique*, peut, dans certains cas, devancer la fièvre et l'amener à sa suite. Quand on dit que la gangrène, qui est l'accompagnement familier de l'état putride, est

Au reste, l'observation semble assigner aux ser-

---

la *mortification* d'une partie, on énonce une vérité si l'on veut faire entendre que la nature vivante a exercé un pouvoir actif pour frapper cette partie d'une mort *sui generis*. L'expression serait une erreur si elle insinuait que l'extinction des forces vitales a suffi pour opérer la gangrène. Certes, cette extinction ne peut être plus absolue qu'après la mort; et cependant, je le demande, la putréfaction du cadavre pourrait-elle être comparée à la gangrène ?

2° Si l'élément putride était uniquement sous la dépendance de la faiblesse, il n'offrirait aucune indication particulière. Toutes les vues du traitement devraient se tourner vers la restauration des forces. Cependant l'expérience a préconisé, sous le nom d'*anti-septiques*, des médicamens qui sont propres à combattre la septicité pathologique, et qui ne sont point toniques, du moins pour la plupart. Dans ces cas, le médecin a surtout à se louer des boissons vinaigrées, de la bière, des eaux acidules, des sucs de citron, d'orange, de groseille, et surtout des acides minéraux convenablement étendus. Leur emploi bien dirigé produit souvent de bien plus heureux effets que toutes les ressources de la méthode fortifiante. Je sais bien qu'il y a des médicamens susceptibles d'agir comme les anti-septiques, et qu'on pourrait appeler *anti-septiques indirects* : ceux-ci sont indiqués suivant le caractère particulier de l'élément putride que l'on a à combattre. Ainsi on compte des anti-septiques *toniques* (quinquina, etc.), *stimulans* (alcool, etc.), *narcotiques* (opium, etc.), *astringens* (cachou, écorce de chêne, etc.), qui conviennent suivant que la putridité est subordonnée à la faiblesse, entretenue par la torpeur des organes, liée à un vice de la sensibilité, ou au relâchement des tissus. Mais le bon

pens venimeux diverses manières de produire la mort.

Ainsi la *vipère* est en possession de causer la jaunisse ; l'*aspic* a , dit-on , la faculté de produire une affection soporeuse ; la *dipsade* provoque une soif ardente et inextinguible ; la morsure du *seps* engendre la gangrène humide du tissu adipeux ; l'*hémorroüs* de Macassar a été sans doute ainsi nommé, parce qu'il excite en peu de temps , dans toutes les parties du corps, des hémorragies mortelles (1).

La plupart de ces faits avaient été notés par les anciens, et ont été mis en œuvre par quelques-uns de leurs poètes (2).

---

effet des acides représente une action médicamenteuse qui doit être envisagée comme *directe* et *spécifique.*

En résumé : faiblesse ou adynamie, et putridité maladive sont deux états morbides très-différens. Celle-ci n'est pas le produit d'une simple *négation* de forces , mais bien d'une *viciation* particulière qu'elles ont subie, viciation qui est la source d'un certain ordre d'indications, et veut être combattue par des médicamens spécifiquement appropriés. (*Note de l'éditeur.*)

(1) Barthez, tom. I, p. 202 ; et Mead, ouv. cit., tom. I, p. 64-65.

(2) On peut lire , dans la Pharsale de Lucain, les belles descriptions de l'effet produit par la morsure de quelques serpens venimeux. Le poète a sans doute un peu chargé le tableau, mais on y reconnaît la touche du maître. Les symptômes principaux sont décrits d'ailleurs avec un talent qui ferait honneur à un médecin. (Voy. *Phars., lib. IX.*)

Si les poisons irritans suscitent dans l'économie une réaction qui simule une fièvre inflammatoire, la digitale, de son côté, ralentit d'une manière remarquable les mouvemens du cœur ; la strychnine retrace le tétanos par le spasme tonique dont elle frappe les muscles.

On conçoit maintenant que, plus ces formes spécifiques de l'empoisonnement seront nettes et tranchées, et plus elles seront constantes ; plus aussi il sera facile d'en tirer parti pour la *séméiotique* de l'empoisonnement.

Mais il faut reconnaître qu'il y aurait de sérieux inconvéniens à envisager d'une manière trop absolue cette double propriété de certains poisons, d'affecter spécifiquement tel ou tel système organique, ou d'introduire dans l'économie telle ou telle perversion spécifique, surtout s'il était question d'éclairer par ces indices la solution du problème médico-légal de l'empoisonnement.

L'observation a mis hors de doute, 1° qu'un même poison, qui donne lieu communément à un certain ensemble de symptômes, peut néanmoins, dans quelques cas, manifester son action par des symptômes très-différens ; 2° que des maladies *spontanées* peuvent simuler l'appareil de symptômes qui passe pour caractériser l'action de certains poisons. Il faut bien convenir, après cela, qu'on s'exposerait aux méprises les plus graves, si l'on voulait attribuer aux effets des poisons une persévérance qu'ils n'ont pas.

Une erreur de ce genre et toutes ses conséquences peuvent être reprochées à M. SALLIN, médecin du roi à l'ancien Châtelet, pour la doctrine qu'il a professée dans un travail sur les poisons, auquel avait servi de texte la fameuse affaire de l'empoisonnement du jeune DE LAMOTTE, par DESRUES. Ce travail ayant joui d'une certaine réputation, il est bon de se tenir en garde contre quelques prétentions qu'il consacre.

Suivant l'auteur, *l'arsenic*, pris à doses médiocres, enflamme les membranes de l'estomac, et produit une éruption à la peau, tandis qu'à forte dose il provoque la gangrène sèche, la cautérisation et la perforation de ce viscère ; le *sublimé*, au contraire, *ne perfore jamais l'estomac, quelque élevées que soient ses doses. Il gangrène la membrane muqueuse, sans altérer la membrane nerveuse.* Les renoncules enflamment la totalité de l'estomac. La belladone, la ciguë portent leur impression d'une manière plus marquée sur le fond du grand cul-de-sac de l'estomac, en même temps que le rein gauche est plus ou moins affecté, etc. (1).

Telles sont ses principales assertions. Et c'est parce que le cadavre de DE LAMOTTE offrit des lésions organiques semblables à celles qu'il attribue à l'empoisonnement par le *sublimé*, que SALLIN déclare à la justice qu'il y a eu empoisonnement et qu'il a été l'ouvrage du *sublimé*.

______

(1) Journ. de méd. de SÉDILLOT, tom. VII, p. 352.

Qu'on se prémunisse bien contre les dangers d'une pareille logique ! Une décision aussi tranchante est réprouvée par les faits, qui nous disent qu'il n'y a, à cet égard, rien d'*absolu*. C'est le propre de la vie de modifier, avec une sorte de caprice, les effets des agens extérieurs. On ne saurait trop répéter que le caractère des désordres opérés par un poison ne dépend pas uniquement du poison lui-même, mais encore des dispositions vitales du système qui en éprouve l'action. MORGAGNI avait bien reconnu que le même poison, donné aux mêmes doses, peut s'annoncer par des signes et des effets très-différens (1). Cela provient non-seulement de l'état de plénitude ou de vacuité de l'estomac, mais encore de l'idiosyncrasie, de l'état de santé ou de maladie, etc., ainsi que je l'ai démontré dans une autre occasion.

Ne sait-on pas que l'arsenic, qui gangrène et corrode si souvent l'estomac, peut très-bien causer la mort sans aucune lésion organique sensible (2)?

Le sublimé corrosif, auquel SALLIN attribuait la faculté de gangrener seulement la membrane muqueuse sans jamais perforer l'estomac, a cependant produit ces perforations d'après les observations de LECLERC et autres.

Le priapisme semble être propre à l'empoison-

---

(1) Ouv. cit., tom. IX, p. 293.
(2) Voy. les p. 80 et suiv.

nement par les cantharides. Cependant SAUVAGES a observé la rigidité douloureuse de la verge avec lividité du gland, pendant vingt-quatre heures, chez un tailleur de Montpellier qui, par suite d'un quiproquo, avait pris une drachme d'arsenic blanc pour de la crème de tartre (1).

M. MARC a vu un gros d'opium produire chez un chien un ptyalisme pareil à celui qui aurait suivi l'administration du mercure (2).

Le racornissement de l'estomac ou des intestins est généralement regardé comme le résultat de l'action des poisons que l'on nomme astringens. On a cependant vu l'arsenic rider l'estomac, épaissir ses parois, réduire de beaucoup sa cavité; et dans plusieurs cas d'empoisonnement par l'acide nitrique, le tube intestinal n'a offert que le diamètre d'une plume à écrire (3).

Les poisons stupéfians deviennent quelquefois des poisons irritans, et développent des symptômes inflammatoires ou des transports furieux, à la place d'affections soporeuses et comme paralytiques. Les praticiens savent bien que l'opium administré à titre d'hypnotique et d'anodin, peut occasioner une insomnie rebelle et une excitation

----

(1) Nosol. méth., tom. VIII, p. 251.

(2) Note insérée dans sa traduction du man. d'autopsie de ROSE, p. 67.

(3) Voy. l'excellent trait. de l'empois. par l'acide nitrique, de M. TARTRA. — Paris, 1802.

fâcheuse ; c'est même cette facile transformation des effets de l'opium qui a causé tant d'indécision sur la détermination de son mode d'action médicamenteuse.

La variabilité des effets des poisons et des symptômes qui les accompagnent étant bien établie, on doit en tirer cette conclusion : que la considération de ces effets et de ces symptômes ne peut suggérer que des présomptions plus ou moins fortes , pour déterminer la réalité d'un empoisonnement et la nature de sa cause matérielle. Pour acquérir la certitude que réclame le problème médico-légal de l'empoisonnement , il faudra avoir recours à un autre ordre de recherches, et c'est ce que je me réserve surtout d'établir dans la *séméiotique* de l'empoisonnement.

IV. DES CAS D'EMPOISONNEMENT AVEC RÉSOLUTION DES FORCES ET SYMPTÔMES ATAXIQUES.

La variété d'effets que peut présenter un même poison, dépend, en grande partie, de ses doses; et si l'on étudie cet objet d'une manière générale, on peut distinguer trois degrés dans l'activité des poisons.

S'ils agissent dans de faibles proportions , leurs effets propres ne ressortiront qu'imparfaitement. Destinés alors le plus souvent à n'opérer qu'une action médicamenteuse, ils pourront solliciter, dans l'homme malade, des changemens salutaires.

Le traitement des névroses rebelles trouve des ressources efficaces parmi différens poisons. S'ils sont utiles en raison de la *perturbation* qu'ils produisent, il faut convenir que nous ignorons le caractère de cette action, et que nous ne sommes guidés, dans les cas de ce genre, que par des vues purement empiriques.

Lorsque les proportions du poison suffisent pour décider un véritable empoisonnement, leur mode d'agir se dessine plus nettement, et permet de mieux apercevoir quelle peut être l'influence de l'action locale ou de la réaction sympathique; quel est le système organique dont la lésion prédomine; quel genre d'affection s'est développé, etc. : ce sont précisément les cas que je viens de passer tour à tour en revue.

Mais lorsque les doses sont très-élevées, toutes les différences semblent s'effacer; on dirait alors que tous les poisons exercent une action uniforme. Ils ne conservent plus que ce qui leur est commun, la faculté de saper radicalement les conditions fondamentales de la vie; ils introduisent dans le système vivant un état comparable à ce qu'on nomme *malignité* dans les maladies, désordre vital que caractérisent la cessation de tout rapport de subordination de la part des organes, la rupture de tous les liens de leur dépendance réciproque, les lésions organiques les plus graves, le déchaînement d'une foule d'accidens redoutables et imprévus, dont la mort est bientôt le terme.

C'est dans ces cas que s'observent, du côté du cerveau, le délire, l'assoupissement, les assauts épileptiques, etc. ; du côté du cœur, les palpitations, les syncopes, l'intermittence du pouls, etc. : il y a hoquet, dyspnée, respiration convulsive, stertoreuse, suspirieuse ; vomissemens inextinguibles, déjections alvines violentes, anxiétés intolérables ; crampes et mouvemens convulsifs des membres, soubresauts des tendons, paralysies partielles, etc. Les lésions de tissu apparaissent sous la forme d'inflammations, de stases sanguines, d'engorgemens, d'indurations, de ramollissemens, de gangrène, d'érosion, de destruction de substance, de corruption septique des solides et des liquides.

Cette résolution des forces vitales, qu'annonce le plus souvent le désordre ou l'*ataxie* des fonctions, survient quelquefois tout à coup sans prodrômes, et l'effet mortel du poison se prononce comme par un coup de foudre. On a vu des individus qui, après avoir avalé de fortes proportions d'arsenic, ont passé quelques heures sans rien ressentir, et sont morts ensuite subitement sans avoir éprouvé autre chose que quelques hoquets. A l'autopsie, on n'a pu découvrir aucun vestige de lésion organique (1).

---

(1) On dirait qu'il en est des *poisons*, dans ces circonstances, comme des *virus* de certaines contagions malignes. Il n'est pas rare de voir, dans les grandes épidémies,

Au reste, c'est surtout dans l'étude des effets propres à chaque espèce vénéneuse qu'on a l'occasion d'apprécier quelle est la forme sous laquelle leur action se manifeste communément, et jusqu'à quel point cette physionomie particulière peut servir à déterminer la nature du poison ; ces détails sont l'objet principal de la toxicologie *spéciale.*

CHAPITRE DEUXIÈME.

PRONOSTIC DE L'EMPOISONNEMENT.

Le pronostic de l'empoisonnement est presque toujours difficile. On en conçoit la raison, quand on songe qu'il doit singulièrement varier selon la nature ou la quantité du poison, le caractère des circonstances qui ont occasioné l'empoisonnement, les dispositions physiques, vitales ou morales de l'individu empoisonné, enfin, selon l'époque plus ou moins avancée de la maladie.

1° Sous le rapport du poison, il faut considérer surtout s'il a été pris en petite quantité ou à forte dose ; s'il est d'une grande ou faible énergie ; s'il a été avalé mêlé à des alimens solides ou en dis-

---

des individus mourir subitement au milieu de la santé la plus florissante en apparence. Ne semble-t-il pas que le principe contagieux a miné sourdement le système pour faire explosion tout à coup ? (*Note de l'éditeur.*)

solution dans un liquide, et dans ce dernier cas s'il est d'une grande densité ou disséminé dans un véhicule abondant ; s'il est facilement ou difficilement soluble ; s'il produit ses effets nuisibles avec promptitude ou lenteur, et si ces effets proviennent d'une action *chimique* ou d'une action *anti-vitale* ; s'il est susceptible d'être dénaturé ou amorti à l'aide de substances qu'on puisse sans crainte introduire largement dans les premières voies ; enfin, si ses effets peuvent être combattus par quelque méthode spécifique de traitement que l'expérience aura consacrée.

Le pronostic est d'autant plus rassurant, que le poison est moins actif ; qu'il a été pris en moindres proportions ; qu'étant mêlé à une plus grande quantité d'alimens, il se trouvera moins en contact avec la surface sensible des organes digestifs ; qu'il sera étendu dans une plus grande masse de liquide ou d'une moindre densité ; qu'étant d'une solubilité plus facile, on pourra espérer de l'entraîner plus aisément par des boissons aqueuses, qui serviront aussi à favoriser le vomissement ; que la lenteur de son action laissera plus de temps pour mettre en œuvre les procédés de l'art ; enfin, les chances heureuses seront d'autant plus multipliées, que les ressources de la thérapeutique seront plus sûres pour combattre l'empoisonnement ou attaquer le poison. Ainsi, par exemple, quand je songe à la gravité des symptômes dont s'accompagne la colique des plombiers, je serais disposé à porter un pronostic fâcheux, si je n'étais rassuré par l'efficacité si souvent éprouvée des méthodes curatives que je peux lui opposer.

2° Les circonstances qui ont occasioné l'empoisonnement ont aussi leur part d'influence sur le jugement favorable ou sinistre que doit porter le médecin. Si l'individu s'est empoisonné par méprise, il est généralement probable que le poison a été ingéré en bien moindre quantité que dans les cas d'empoisonnement par suicide ou par artifice, pour l'exécution desquels les calculs du crime ou les déterminations du désespoir ne restent point en arrière.

3° Ce qui peut inspirer le plus de confiance à l'homme de l'art, en ce qui concerne les dispositions de l'individu empoisonné, c'est 1° que sa susceptibilité morale ne soit point exaltée. Rien n'est plus propre à favoriser l'action d'un poison, et à contrarier les effets des remèdes qu'on lui oppose, que ces terreurs de l'âme qui exagèrent ou apprécient le danger d'une semblable position. 2° Que sa sensibilité vitale soit habituellement émoussée ; ce qui explique pourquoi les poisons ont moins de prise sur les vieillards. 3° Que l'économie soit en état de résister efficacement à l'ennemi qui l'attaque. Le médecin fondera ses espérances, à cet égard, sur l'ensemble des considérations qu'il pourra déduire du tempérament du sujet, de son âge, de sa profession, de ses habitudes, de son idiosyncrasie. 4° Enfin, qu'il y ait disposition facile

au vomissement, et qu'au moment de l'ingestion
l'estomac ait été plus plein d'alimens. Ces deux
dernières circonstances sont du plus grand intérêt. Que le poison soit avalé dans un moment
de vacuité de l'estomac ou à la suite d'un repas copieux; que le vomissement s'opère bientôt
après, ou que la matière ait séjourné long-temps
dans les voies digestives avant la manifestation des
accidens, la différence est des plus prononcées,
et l'histoire de presque tous les cas d'empoisonnement le confirme pleinement. Si, dans un même
repas, plusieurs convives prennent également d'un
mets empoisonné, ceux-là seront moins malades
qui avaient le plus mangé auparavant, et, toutes
choses d'ailleurs égales, ceux-là encore qui vo-
missent plus vite et en plus grande abondance.
Lorsque je traiterai des empoisonnemens collectifs, je citerai des faits à l'appui de cette vérité ;
c'est là, en effet, la marche ordinaire dans ces
sortes d'empoisonnement.

Quelques charlatans, pour donner plus de crédit à l'orviétan qu'ils débitent, ne craignent pas
d'avaler publiquement de l'arsenic, fesant honneur de leur sécurité à la bonté de leur antidote ;
mais ils ne se le permettent qu'après avoir eu la
précaution de bien lester leur estomac avec des
alimens gras et huileux, se réservant d'ailleurs
de rejeter le poison bientôt après, en provoquant
secrètement le vomissement. S'ils sont forcés de le

différer, ils périssent victimes de leur témérité (1).

4° L'époque de l'empoisonnement et le caractère des accidens qui en sont la suite, fournissent encore d'utiles considérations pour le pronostic.

On doit espérer une heureuse issue si l'on a pu déployer les ressources de la thérapeutique dès les premiers instans qui suivent l'ingestion du poison, avant que les accidens se déclarent, ou du moins pendant qu'ils sont encore primitifs, et que l'on a quelques probabilités de débarrasser l'économie du poison encore présent dans l'estomac.

Mais si le médecin n'est appelé que lorsque les accidens se sont montrés déjà depuis quelque temps ; si ces accidens font craindre que le poison soit passé dans le tube intestinal, ce qui ne permet pas de l'évacuer par le vomissement ; si le désordre des fonctions essentielles à la vie atteste déjà combien l'impression produite sur le système a été profonde ; et surtout si quelques phénomènes consécutifs, tels qu'une péritonite intense, font supposer que des perforations plus ou moins étendues des parois de l'estomac menacent d'ouvrir au poison ou aux liquides avalés un accès dans la cavité péritonéale, etc., on conçoit alors combien le pronostic doit être sinistre.

Mais il ne reste aucun espoir lorsqu'à la suite de désordres graves, on voit la douleur disparaî-

---

(1) Morgagni, *ibid.*, et Zacchias, ouv. cit., *lib.* II, *p.* 78.

tre tout à coup, la *résolution* des forces se déclarer aussi subitement, le pouls devenir en peu de temps petit, irrégulier, tremblotant, imperceptible, le hoquet se prononcer avec fréquence, etc. Ces changemens soudains sont, en effet, les indices certains de la gangrène des viscères et les avant-coureurs de la mort.

Si le pronostic de l'empoisonnement est, toutes choses égales, d'autant plus encourageant qu'on est plus près du moment où le poison a été avalé, il faut reconnaître aussi que la prolongation des accidens peut, de son côté, suggérer quelques espérances. En d'autres termes, si, après avoir atteint leur apogée, les phénomènes morbides perdent de leur acuité et décroissent d'une manière plus ou moins rapide, on peut en déduire quelques chances favorables. Je dois cependant ajouter que ces maladies, si décidément aiguës, se transforment le plus souvent alors en maladies chroniques plus ou moins tenaces, et laissent après elles des infirmités plus ou moins cruelles : *Venena, nisi occidant*, disait ZACCHIAS, *relinquunt semper insignem aliquam noxam et morbos diuturnos* (1).

Il est bien reconnu, par exemple, que, dans les cas d'empoisonnement par les acides minéraux, si les accidens se prolongent par-delà le troisième

______

(1) Ouv. cit., *consil. XIII*, p. 687.

ou quatrième jour, et si l'exfoliation des membranes qui recouvrent les voies digestives a le temps de se faire, on peut en tirer un heureux augure, l'expérience ayant prouvé que c'est surtout dans les premiers jours que ces poisons *chimiques* amènent la mort.

Tout bien considéré, le pronostic de l'empoisonnement est en général très-fâcheux. C'est ce que le médecin légiste ne doit point oublier, notamment dans les cas où il s'agit de juger de la réalité de prétendus empoisonnemens. Si on avait toujours admis ce principe qu'il n'est guère possible que plusieurs individus soient empoisonnés par des substances très-actives, sans qu'il survienne des accidens plus ou moins sérieux, à raison des circonstances que j'ai énoncées, on aurait épargné aux tribunaux quelques graves méprises, et à l'humanité des erreurs toujours déplorables. C'est ce que je ferai voir en traitant, dans ma cinquième partie, de l'empoisonnement collectif.

TROISIÈME PARTIE.

—

TOXICOLOGIE THÉRAPEUTIQUE.

—

Le traitement des maladies engendrées par les poisons est, sans contredit, un problème de thérapeutique aussi important que difficile. Plus qu'aucun autre il exige que le médecin connaisse toutes les ressources que l'art met entre ses mains ; qu'il saisisse et précise avec promptitude les indications diverses que fournit chaque période de l'empoisonnement ; que, dans le choix et l'emploi des moyens curatifs, il fasse preuve de cette sagacité qui aperçoit du premier coup d'œil ce qu'il y a de mieux à faire : car ici la célérité dans l'administration des secours peut être la première condition du succès, et c'est dans les cas de ce genre qu'on apprécie le prix d'un seul instant.

Les applications de la thérapeutique au traitement des maladies produites par les poisons, supposent diverses conditions préliminaires.

1° Il faut qu'il soit bien constaté qu'une ma-tière vénéneuse a été introduite dans le corps de l'homme. Il n'arrive que trop souvent que des maladies *spontanées* offrent toutes les apparences d'un empoisonnement. Dans ce cas, lorsque le vo-missement se déclare, loin de l'encourager, comme cela est prescrit dans les empoisonnemens, le mé-decin doit, *en général*, se hâter de le réprimer. Les indications sont donc bien différentes.

2° Il est important de savoir par quelle voie s'est opéré l'empoisonnement. Bien certainement les indications varieront suivant que le poison aura été introduit dans les voies digestives par la bou-che ou par le rectum, appliqué à l'extérieur ou déposé dans quelque autre cavité, telle que le vagin, etc.

3° Quelle qu'ait été la voie d'accès du poison, il est manifestement utile que l'espèce en soit connue. On conçoit la valeur de ce renseigne-ment, puisque par lui on peut savoir à quoi l'on doit s'attendre, et s'il est permis de compter sur les moyens qu'on pourra mettre en œuvre.

4° Enfin, il est à désirer que l'expérience ait déjà fait connaître et les remèdes spéciaux qu'on peut opposer directement au poison, et les re-mèdes *spécifiques* qu'on peut adresser à l'empoi-sonnement. S'il s'agit d'un poison qui ne puisse présenter aucune de ces deux indications, les res-sources thérapeutiques en seront par cela même moins complètes; on sera réduit à la médecine symptomatique, et l'on n'aura à remplir que des indications générales.

En partant de ces considérations préliminaires, on peut dire que, dans le traitement des maladies causées par des poisons, le médecin doit tenir compte :

1° Des motifs qui ont amené l'empoisonnement.

2° Des voies par où s'est effectué l'empoisonnement.

3° De la différence des substances qui ont produit l'empoisonnement.

Comme l'histoire de chaque poison en particulier peut seule tracer au médecin la conduite qu'il doit tenir par rapport à la diversité des poisons, je n'ai à m'occuper ici de la thérapeutique générale de l'empoisonnement que sous le double point de vue des circonstances qui l'ont décidé, et des voies par où il s'est opéré.

CHAPITRE PREMIER.

DE LA CONDUITE DU MÉDECIN SUIVANT LES CIRCONSTANCES QUI ONT AMENÉ L'EMPOISONNEMENT.

I. L'empoisonnement de l'homme peut être le produit de quatre ordres de circonstances.

A. Tantôt c'est la main du crime qui dirige le poison contre un individu pour servir les projets de la haine, de la vengeance ou de la cupidité. L'empoisonnement n'est alors qu'un lâche *assassinat*.

B. Tantôt il est le fruit d'une détermination volontaire inspirée par le dégoût de la vie, par l'impulsion d'un sentiment trop exalté, ou plutôt par un état d'aliénation mentale. L'empoisonnement est, dans ce cas, une forme du *suicide.*

C. Quelquefois il ne provient que d'une méprise ou d'une imprudence : il est l'effet d'un *accident.*

D. Souvent, enfin, il est la suite de certaines altérations que la *fraude* a introduites dans les comestibles ou dans les boissons pour en déguiser quelques mauvaises qualités ou tromper la bonne foi publique. Ces altérations peuvent aussi n'être que les conséquences de l'*incurie* ou de l'*ignorance*, sans intention coupable (1).

Ainsi, sous le rapport des circonstances qui décident l'empoisonnement, on peut en distinguer quatre sortes : **A.** L'empoisonnement *criminel.* **B.** L'empoisonnement *volontaire.* **C.** L'empoisonnement *accidentel.* **D.** L'empoisonnement par *violation des règlemens de police* (2).

On sent bien qu'il n'est guère que l'empoison-

______

(1) Une dame d'un certain rang était dans l'habitude d'adoucir le vin de son époux au moyen de la litharge, et racontait publiquement cet empoisonnement dont elle ignorait les conséquences. (REMER, polic. jud., p. 3.)

(2) Les anciens n'en distinguaient que trois genres : *veneficium dolosum* (criminel), *veneficium culposum* (par violation des règlemens de police), *veneficium casuale* (accidentel).

nement criminel et l'empoisonnement par violation des règlemens de police qui soient du ressort des tribunaux, avec cette différence que le premier est poursuivi comme un crime des plus horribles et digne des peines les plus sévères, au lieu que l'autre ne constitue qu'un délit dont la poursuite, par voie correctionnelle, a pour but d'interdire, dans le commerce des alimens ou des boissons, toute manœuvre qui pourrait compromettre la santé publique.

II. Si j'établis cette distinction des divers genres d'empoisonnemens, à propos de la thérapeutique des maladies produites par les poisons, c'est qu'elle se rattache de près à quelques vues de cette thérapeutique. En effet, suivant que l'empoisonnement est de tel ou tel genre, le médecin peut trouver plus ou moins de facilité à connaître, en temps opportun, l'espèce de poison qu'il s'agit de combattre. D'un autre côté, la situation morale du patient est très-différente suivant les cas ; et c'est là un point bien digne de toute l'attention de l'homme de l'art.

Je dois ajouter aussi qu'il est certains poisons qui sont les instrumens les plus familiers de l'empoisonnement *criminel*; que certains autres ne peuvent guère être employés que pour les empoisonnemens *volontaires*.

Par exemple, les acides minéraux, les alcalis caustiques, en un mot, tous les agens vénéneux doués de saveurs très-fortes, trahiraient les intentions du crime par leur impression sur l'organe du goût dans les empoisonnemens criminels qui s'opèrent le plus souvent par déglutition ; en revanche, ils servent fréquemment aux empoisonnemens volontaires. Lorsque, par l'effet d'une méprise, ils donnent lieu à l'empoisonnement *accidentel*, ils ont cela de particulier que l'impression qu'ils produisent sur le palais avertit aussitôt de l'erreur : cette circonstance doit être notée pour le pronostic. Il est permis d'en augurer que la quantité de poison avalée a été assez faible pour laisser de grandes espérances.

Sur **56** observations d'empoisonnement par l'acide nitrique, que M. TARTRA a consignées dans sa belle dissertation sur ce genre d'empoisonnement, il en est **31** qui appartiennent aux empoisonnemens accidentels ; ~~84~~ avaient été l'effet de déterminations volontaires ; un seul avait eu lieu par instigation malicieuse ; encore s'agissait-il d'une femme débauchée, qui, dans le délire d'une orgie, après avoir bu immodérément les liqueurs les plus fortes, et s'être ainsi mise dans un état complet d'ivresse, reçut, des mains de son beau-frère, de l'*eau-forte* mêlée avec du vin blanc (1). La situation particulière où se trouvait cette femme peut seule expliquer comment elle a pu avaler un pareil breuvage sans s'en apercevoir.

----

(1) TARTRA, ouv. cit, p. 87.

Je ferai de plus observer que, sur **31** cas d'empoisonnemens par méprise, il y a eu **23** guérisons et **8** morts ; tandis que, sur **24** empoisonnemens par suicide, le nombre des morts a été de **18**, et on n'a obtenu que **6** guérisons (1).

Cette circonstance que les poisons fortement sapides sont peu propres à servir les desseins du crime, est importante à noter ; elle interdit en quelque sorte l'emploi des poisons végétaux pour l'empoisonnement *criminel*; et comme ces poisons sont en général peu accessibles à l'analyse, elle diminue d'autant les difficultés que trouveraient les experts appelés à se prononcer devant les tribunaux sur la réalité d'un empoisonnement.

III. Le médecin chargé du traitement d'un empoisonnement ne pourra guère connaître, en temps opportun, l'espèce de poison qui occasione les accidens, que lorsqu'il aura affaire à un empoisonnement *accidentel* ou *par méprise*. Les informations qu'il lui sera facile de prendre le conduiront bientôt à cette détermination.

Il en sera bien autrement lorsqu'il sera forcé d'agir, soit au milieu du mystère dont s'entoure l'empoisonnement *criminel*, soit au milieu du secret où se renferment généralement ceux qui se sont empoisonnés eux-mêmes ; à moins qu'il ne soit servi, dans le premier cas, par quelque circons-

---

(1) Tartra, *ibid.*, p. 186.

tance favorable , telle que la manifestation de molécules suspectes dans un reste d'aliment ou dans les matières vomies; dans le second , par les confidences du patient lui-même, dont le repentir ou la perspective d'une mort imminente auront ébranlé la résolution.

On conçoit cependant tout le prix que le médecin doit attacher à la connaissance du poison. Des indications majeures reposent, soit sur la nature de l'agent vénéneux, soit sur celle de l'affection qu'il a développée dans le système. Cela est vrai surtout pour les empoisonnemens volontaires qui ont été le résultat d'une résolution ferme. Le malade s'applique alors à comprimer la manifestation des souffrances qu'il éprouve pour mieux donner le change sur leur cause, et le médecin, réduit à de vagues conjectures, est exposé à perdre un temps précieux qui est cependant le premier élément de succès. Il faut convenir pourtant qu'il est forcé, dans bien des cas , de se passer de ces renseignemens si utiles, à moins que le hasard ne vienne à son secours; mais prévenu des difficultés qu'il trouvera souvent à connaître d'avance le poison dont il a à combattre les effets, il ne faut pas qu'il reste spectateur oisif de la maladie; mais il doit savoir diriger les procédés de la thérapeutique d'après des indications générales , toutes les fois que la présomption d'empoisonnement est assez forte pour l'autoriser à agir dans ce sens.

Quelquefois le médecin est assez heureux pour

que quelque circonstance particulière lui révèle ce qu'il a intérêt à savoir; témoin le fait suivant que j'emprunte à HOFFMANN.

Un homme était atteint d'une affection morose de l'aspect le plus sinistre ; un de ses amis lui voit jeter dans un jardin une fiole à médecine ; il la ramasse aussitôt, et jugeant aux restes du liquide qu'elle a contenu de l'acide nitrique, il ne doute plus de l'usage qui en a été fait. Ce trait de lumière le fait courir au secours de l'infortuné, qu'il trouve en effet dans des souffrances dont la véritable cause n'est plus pour lui un mystère. On met aussitôt en œuvre toutes les ressources que réclament les circonstances, et le patient doit manifestement sa vie au hasard heureux qui a trahi malgré lui son secret à l'instant même où il venait de consommer son funeste dessein (1).

IV. Les dispositions morales du malade doivent aussi varier suivant que l'empoisonnement est criminel ou volontaire. L'infortuné qui se voit victime d'un attentat, poursuivi par l'idée d'ennemis acharnés à sa perte, offrira tous les signes du découragement et de la frayeur. Il en sera tout autrement de celui qui, portant dans son sein la funeste résolution d'un suicide, verra de mauvais œil tout ce qu'on pourra tenter pour contrarier un dessein fortement arrêté. Aussi, pendant que

____

(1) HOFFMANN, *operum suppl. secund., pars prima, p.* 778.

le médecin prodigue au premier les consolations de l'espérance, pendant qu'il s'efforce de relever son courage abattu par tous les motifs propres à lui inspirer de la sécurité, il est souvent obligé de paraître entrer dans les vues du second, en lui représentant les secours qu'il administre comme capables tout au plus d'adoucir ses souffrances, et de rendre moins pénibles les approches d'une mort que toutes les ressources de l'art ne peuvent conjurer. Un pareil subterfuge obtient seul quelquefois du patient cette docilité qui permet de mettre en œuvre tous les moyens requis en pareil cas.

C'est dans de telles circonstances que le médecin philosophe s'élève à toute la hauteur de son ministère, en subjuguant l'esprit du malade, prévenant les écarts de la sensibilité qui pourraient entraver le succès de ses opérations, et leur substituant des conditions vitales plus favorables. Cette indication est fondamentale; et quoiqu'elle ne repose point sur la vertu de tel ou tel remède, il faut bien se persuader qu'elle seule peut faire valoir tous les remèdes.

V. En m'occupant de l'intérêt que doit trouver l'homme de l'art à savoir, dès les premiers momens, quelles ont été les circonstances qui ont produit l'empoisonnement, je dois lui rappeler aussi les précautions que ces différences commandent.

Dès que l'intervention du crime peut être soup-

çonnée, on doit, par d'adroits prétextes, chercher à écarter du malade tous les gens suspects.
Il faut ne confier la préparation et l'administration
des remèdes qu'à des mains sûres, se débarrasser
de cet empressement officieux auquel les événemens imprévus servent souvent de prétexte; l'em-
poisonneur pourrait masquer ainsi sa scélératesse,
et saisir quelque occasion nouvelle de compléter
son forfait. Il est cependant vrai de dire que cette
précaution, que prescrit la prudence, présente
des difficultés d'autant plus grandes, que le coupable peut faire partie de l'entourage habituel du
malade.

Dans l'empoisonnement volontaire, c'est vers le
malade lui-même que doit plus particulièrement
se diriger la sollicitude du médecin, afin de prévenir toute nouvelle tentative de sa part pour seconder l'effet de l'empoisonnement. On a vu des
malades, dans cette position critique, affecter le
désir de conserver la vie pour savoir seulement si
cela était encore possible, et n'accueillir les assu-
rances encourageantes que pour les rendre vaines
en avalant de nouvelles doses du poison tenu en
réserve.

Je terminerai ce chapitre en rappelant la conduite que tint MORGAGNI dans un cas d'empoisonnement. On verra combien ces sortes d'événemens
peuvent exiger, de la part du médecin, de sagacité,
de prudence et de discrétion.

MORGAGNI est prévenu qu'un de ses malades,

qui paraissait entrer en convalescence, a été pris tout à coup de vomissemens pénibles et fréquens. Mandé aussitôt, il s'informe, chemin fesant, au domestique, si son maître n'a point commis quelque erreur de régime. On lui répond qu'il n'a pris que du pain cuit dans le bouillon, et saupoudré, par un individu qu'on désigne, de la poudre qui avait été prescrite. MORGAGNI, bien certain de n'avoir ordonné aucune poudre, et se doutant des intentions de celui qui l'avait employée, jugea aussitôt du caractère de cette maladie si soudaine, et sentit la nécessité d'apporter la plus grande circonspection dans sa conduite. Il trouve le malade en proie à une extrême détresse et offrant tous les symptômes d'un empoisonnement. Il l'encourage, éloigne toute idée de crainte, attribue les accidens survenus à une crise qui sera salutaire; il prescrit cependant le lait en abondance et tous les moyens que lui suggère l'idée de l'empoisonnement. Bientôt les symptômes s'amendent, le danger disparaît, et MORGAGNI goûte le bonheur d'avoir arraché son malade à la mort, en évitant lui-même, par sa prudence, la vengeance d'un scélérat puissant, à laquelle il se fût exposé s'il avait laissé voir qu'il connaissait la cause de cet événement imprévu (1).

----

(1) Ouv. cit., tom. IX, p. 316.

CHAPITRE DEUXIÈME.

DU TRAITEMENT DE L'EMPOISONNEMENT SUIVANT LA VOIE PAR LAQUELLE LE POISON A ÉTÉ INTRODUIT.

SECTION PREMIÈRE.

DU TRAITEMENT DE L'EMPOISONNEMENT PAR DÉGLUTITION.

I. L'empoisonnement par déglutition est de beaucoup le plus fréquent, comme je l'ai déjà annoncé, et c'est presque toujours sur lui que portent les recherches médico-légales.

Le traitement de ces maladies si aiguës et si graves a beaucoup occupé les médecins qui ont émis sur ce sujet des principes très-différens.

Les uns l'ont envisagé comme reposant uniquement sur des indications générales que l'on devait chercher à remplir, abstraction faite de la nature du poison et du caractère de l'affection dont il a frappé l'économie.

Les autres, au contraire, ont cru devoir tenir compte, non-seulement des indications communes et symptomatiques, mais encore des indications particulières qui varient suivant les poisons.

J'avoue qu'on est souvent réduit à n'agir que d'après des indications générales fournies par les symptômes. Il ne peut en être autrement toutes les fois qu'on ignore quel est le poison qui est cause des accidens. Mais si l'on admet que le médecin a pu en être instruit dès le début, je regarde comme incontestable que, dans beaucoup de cas, cette connaissance peut fournir des indications particulières qui augmentent les probabilités du succès. Cela est même si évident, que les médecins qui répugnent le plus à accueillir ce principe, sont forcés d'en reconnaître la justesse dans quelques occasions.

II. Le traitement des maladies produites par des poisons peut offrir, en général, quatre indications capitales qui sont diversement dominantes ,suivant les périodes de l'empoisonnement.

A. La *première indication* consiste à provoquer, s'il est possible, l'expulsion de la matière vénéneuse ingérée, dans le but de prévenir les suites fâcheuses d'un plus long séjour dans les voies digestives. Cette première indication réclamera l'emploi des moyens mécaniques ou des médicamens évacuans.

B. Pour remplir la *seconde indication*, on peut chercher à neutraliser le poison, à modifier sa nature dans les organes même qui le contiennent, afin de le rendre inoffensif ou d'affaiblir au moins son activité. J'appelle *contre-poisons* les médicamens auxquels on a recours dans ces cas ; ils deviennent utiles par leur tendance à se combiner *chimiquement* avec l'agent vénéneux.

C. Attaquer et combattre les symptômes que l'action du poison aura fait naître, telle sera la *troisième indication*. Les agens thérapeutiques qu'on devra mettre en œuvre varieront suivant qu'il s'agira, par exemple, de dissiper des inflammations, de calmer des douleurs, de résoudre des spasmes, etc.

D. On satisfait à la *quatrième indication* par l'emploi de moyens *spécifiques* qu'on dirige contre l'empoisonnement même ou l'effet du poison. En d'autres termes, on cherche alors à combattre la *maladie toxique* en produisant sur le système *en tant que vivant* des impressions d'un autre genre que l'expérience aura reconnues comme propres à corriger celles que le poison aura suscitées. Je réserverai exclusivement le nom d'*antidote* pour désigner les agens spécifiques capables d'être les correctifs de l'empoisonnement sans attaquer le poison. *Antidote* et *contre-poison* seront alors des mots bien différens, quoiqu'on ne cesse de les employer comme synonymes.

De ces quatre indications, les deux premières s'adressent, comme on voit, à la cause de l'empoisonnement qu'il s'agit d'éliminer ou de neutraliser. Les deux dernières sont relatives aux effets produits par le poison.

Telle est toujours la marche de la thérapeutique dans les maladies à cause matérielle. Elle attaque tantôt la cause elle-même, tantôt ses effets, c'est-à-dire l'affection dont la vie ou les organes vivans ont reçu l'atteinte.

III. En énumérant les quatre indications que

peut offrir le traitement des maladies engendrées par des poisons, je n'ai pas voulu dire qu'elles se retrouvent dans tous les cas d'empoisonnement. Telle d'entr'elles pourra s'effacer parce que les circonstances ne lui seront pas favorables.

Par exemple, provoquer l'élimination du poison, changer sa nature en le neutralisant, sont évidemment des indications qu'on ne peut mettre en pratique que dans les premiers temps de l'empoisonnement. Si le médecin n'est appelé qu'à une période trop avancée, il n'aura plus à s'occuper que des effets du poison ou des symptômes consécutifs.

S'il s'agit d'un empoisonnement produit par un poison dont on ignore l'espèce; ou si, connaissant ce poison, il est du nombre de ceux qu'on ne peut espérer d'amortir par la combinaison, le nombre des indications sera limité d'autant.

Enfin, il faut convenir d'avance que le nombre des cas où l'empoisonnement est susceptible d'un traitement *spécifique*, ou par les *antidotes*, est bien moindre que ceux où l'on est réduit à la cure symptomatique.

De ce coup d'œil jeté par anticipation sur l'importance relative des quatre indications que j'ai énumérées, on peut conclure que l'expulsion du poison et le traitement symptomatique sont les deux indications les plus ordinaires; mais il est aussi vrai de dire que les deux autres sont du plus grand poids, lorsque la nature du poison et le caractère *spécifique* de l'empoisonnement permettent de les remplir.

Je passe à l'examen plus détaillé de ces diverses indications et des procédés thérapeutiques que chacune d'elles réclame.

A. *Première indication.*

IV. La *première indication*, ai-je dit, consiste à expulser le poison le plus promptement possible. Les personnes étrangères à l'art savent bien que ce qui peut arriver de plus heureux lorsqu'un poison a été avalé, c'est qu'il soit rejeté par le vomissement avant qu'il ait eu le temps de développer toute son activité. Souvent même le poison est son propre remède en provoquant les vomissemens qui l'entraînent au dehors; la nature se prononce, à cet égard, d'une manière évidente, et cette médication imitatrice n'a pu être méconnue.

Lorsque le vomissement se déclare spontanément, le médecin doit s'appliquer à l'encourager en administrant d'abondantes boissons, surtout de l'eau tiède, quelques liquides huileux, à moins que ceux-ci ne soient particulièrement contre-indiqués.

Dans beaucoup de cas, le malade n'éprouve que des nausées impuissantes et pénibles ; elles peuvent provenir du spasme ou d'une irritation violente de l'estomac. Les boissons gommeuses, mucilagineuses, etc., sont les plus propres à calmer ces accidens et à procurer le vomissement. S'il ne peut avoir lieu malgré l'emploi de ces moyens, on le sollicite mécaniquement par l'introduction des doigts jusque dans l'arrière-gorge, ou en la titillant avec la barbe d'une plume, à moins cependant que cette région ne soit le siége d'une inflammation qui défende ces manœuvres, comme cela arrive dans les empoisonnemens par des poisons *chimiques*.

V. Il se peut qu'on soit forcé de recourir à l'administration des émétiques. Deux considérations majeures doivent présider au choix de la substance la plus convenable, et motiver la préférence pour l'*ipécacuanha*, le *tartrate antimonié de potasse* ou le *sulfate de zinc*.

Toutes choses d'ailleurs égales, le plus prompt dans ses effets serait le plus utile ; mais il faut encore qu'il ajoute le moins possible à l'irritation de l'estomac.

Frank et autres toxicologues ont conseillé le *sulfate de zinc*, comme remplissant très-bien la première condition, qui exige, de la part du médicament, une grande célérité dans ses effets (1). On pourra y avoir recours principalement lorsque l'empoisonnement aura été occasioné par des poisons végétaux, surtout de l'ordre des stupéfians.

(1) Frank, man. de toxic., p. 14.

Mais ses propriétés irritantes et astringentes doivent, je pense, en faire rejeter l'emploi, si l'on a affaire à un poison corrosif. Dans ce dernier cas, l'*ipécacuanha* lui sera préférable, pourvu qu'on assure ses effets en élevant ou renouvelant convenablement ses doses. Il suffit le plus souvent d'en administrer 24 grains qu'on distribue en trois prises, en incorporant chacune d'elles avec un peu de miel ou toute autre substance analogue qui se trouvera sous la main, et les fesant prendre à peu de distance l'une de l'autre, jusqu'à ce qu'on ait obtenu l'effet désiré ; bien entendu que l'on favorisera l'action de l'ipécacuanha par d'abondantes quantités d'eau tiède.

VI. Pour peu qu'on réfléchisse aux propriétés du *tartrate antimonié de potasse*, on se convaincra des inconvéniens de son emploi dans les cas de ce genre. Non-seulement il a contre lui la lenteur de son action et l'irritation qu'il détermine, mais encore une tendance bien connue à pousser par les selles, et à faire ainsi passer le poison dans le tube intestinal, ce qui est précisément l'opposé de l'indication qu'on veut remplir. On ne serait autorisé à l'employer que dans les cas d'empoisonnement par un poison narcotique, ou bien encore lorsque, se trouvant sous la main, il rachèterait ses défauts par une plus prompte administration. Il faudrait bien alors se garder de le donner à trop faible dose, de crainte qu'à la place de l'effet émétique, il ne produisît la diarrhée, ce qu'il faut bien éviter.

Quel que soit l'agent qu'on choisisse pour provoquer le vomissement, il faut l'aider par de larges quantités de liquides tièdes délayans dont on prolongera même l'usage par-delà le terme où l'on peut supposer que l'évacuation complète du poison a été obtenue. Si l'on n'a pu donner l'émétique qu'à une époque un peu trop avancée, il peut se faire que des boissons trop copieuses augmentent la cardialgie par la distension qu'elles causent à l'estomac enflammé. Il faut alors avoir recours de préférence aux boissons gommeuses, mucilagineuses, etc., prises en moindre quantité : le lait est fort utile dans la plupart des cas.

VII. Il arrive quelquefois que l'un des premiers effets du poison parvenu dans l'estomac est de faire naître des affections spasmodiques, des trismus ou resserrement des mâchoires qui contrarient la première indication en s'opposant à la déglutition des boissons destinées à solliciter le vomissement. On connaît le moyen d'y suppléer; il consiste à introduire par les narines, jusque dans l'œsophage, une grosse sonde de gomme élastique à laquelle on adapte une seringue pour faire passer les liquides jusque dans l'estomac : la matière est alors rejetée par l'ouverture des fosses nasales.

Si le spasme produit par le poison avait déjà frappé l'appareil musculaire qui sert à la déglutition, ou doit concourir au vomissement, et qu'on fût ainsi dans l'impossibilité de faire prendre les boissons convenables, et de solliciter l'expulsion

du poison qu'on aurait des motifs de croire encore
dans l'estomac, on pourrait recourir à un procédé
mécanique que BOERHAAVE avait proposé le premier
et que MM. DUPUYTREN et RENAULT ont perfectionné.
On voit qu'il s'agit de la *sonde œsophagienne.*

La *sonde œsophagienne* est une sonde en gomme élastique souple, d'environ 28 à 30 pouces
de longueur, que l'on introduit par les narines
dans l'œsophage en la poussant jusque dans l'estomac ; une seringue pleine du liquide tiède que
l'on veut amener dans sa cavité, est adaptée à
l'extrémité de la sonde. Le malade étant couché,
on injecte doucement le liquide qu'on laisse sé-
journer quelques instans dans l'estomac, et que
l'on retire ensuite dans le corps de pompe où il
pourra entraîner une partie du poison. En répé-
tant un certain nombre de fois l'injection du
liquide, on peut espérer d'avoir extrait *mécanique-*
ment le poison des voies digestives.

L'exécution de ce procédé n'est pas toujours
facile ; il demande une main exercée à ce genre
de manipulation. Le célèbre A. COOPER a pratiqué
sur lui-même, en 1824, cette opération en présence d'un grand nombre de médecins et chirurgiens de Londres : il avalait une dissolution de
réglisse et la retirait en totalité peu de minutes
après.

Il serait superflu de dire que si la sonde œsophagienne peut rendre quelques services dans les
cas où le poison est liquide ou en poudre très-

fine, et lorsque l'estomac est vide d'alimens, elle deviendrait inutile quand le poison a été introduit à l'état solide, et lorsque l'estomac est occupé par des alimens dont la consistance s'opposerait au jeu de la pompe.

Les moyens mécaniques ou médicamenteux de provoquer le vomissement ne peuvent être mis en œuvre que dans les premiers temps de l'empoisonnement, puisque leur utilité repose sur ces deux conditions : que le poison soit encore dans l'estomac, et qu'il n'ait pas fait tout le mal qu'il peut faire. Aussi la nécessité de l'administration de ces divers moyens devient-elle moins pressante à mesure qu'on s'éloigne du moment où le poison a été pris.

VIII. Dès qu'on a lieu de supposer que le poison a pénétré dans le tube intestinal, où il signale sa présence par des déjections diarrhoïques plus ou moins copieuses et des tranchées plus ou moins vives, ce qu'on observe fréquemment à la suite de l'ingestion des champignons vénéneux, les émétiques sont formellement contre-indiqués, et l'on a recours aux purgatifs ou plutôt aux laxatifs que l'on emploie avec une certaine largesse, et dont on seconde l'action par le moyen des lavemens. On se trouve bien alors d'administrer avec persévérance les boissons huileuses et gommeuses, la solution de manne, de tamarins, et autres remèdes analogues que l'on prescrit aussi dans des clystères. Non-seulement ces substances facilitent le trajet des matières nuisibles le long du tube intestinal, mais encore elles adoucissent leur impression sur la tunique interne des intestins, sur laquelle elles forment une sorte de vernis protecteur.

B. *Seconde indication.*

IX. Si la première indication vise à l'expulsion du poison, la *seconde*, dont je vais maintenant m'occuper, tend à produire un effet équivalent, puisqu'elle a en vue de transformer le poison, dans les voies digestives, en une substance innocente ou du moins peu nuisible; mais elle ne trouve pas son application aussi généralement que la première.

Parmi les substances vénéneuses que l'homme a à redouter, il en est un certain nombre dont il est possible de corriger les qualités malfaisantes à l'aide de certaines actions chimiques qui les dénaturent.

Je nomme *contre-poisons* les corps capables d'exercer, sur les poisons, des actions de cet ordre, avec certaines conditions que j'énumérerai plus tard.

On sait que le tartrate antimonié de potasse, associé au quinquina, peut être administré à haute dose, sans produire ses effets ordinaires; c'est que le sel métallique a été décomposé par la substance végétale. Si le tartrate antimonié de potasse avait été pris en proportions suffisantes pour faire naître un empoisonnement, comme j'en ai vu des exemples, n'est-il pas rationnel de penser qu'il suffirait d'introduire dans l'estomac des quantités de décoction de quinquina assez fortes pour le rendre inoffensif? Le *quinquina* serait alors le *contre-poison* du tartre stibié, comme l'ont constaté BERTHOLLET, FOURCROY et autres.

Je ne dois pas cacher cependant qu'il est des médecins dont l'autorité est d'un certain poids qui refusent de croire qu'il y ait de *vrais contre-poisons*, c'est-à-dire des agens médicinaux capables de réagir sur le poison dans le corps de l'homme, de manière à annuler ses qualités nuisibles. Toutes les vues du traitement des maladies produites par les poisons, se réduisent, selon eux, à l'emploi des évacuans et des moyens appropriés aux accidens consécutifs.

Il n'est pas facile de voir sur quoi est fondée cette opinion et pour quel motif on répugne à admettre que deux substances dont une vénéneuse, se rencontrant dans les premières voies, puissent réagir l'une sur l'autre en vertu de leurs affinités chimiques, et produire ainsi de nouveaux composés tout-à-fait innocens ou du moins peu actifs.

Je ne disconviens pas que diverses circonstances ne puissent limiter beaucoup les cas où l'on peut mettre en œuvre de véritables *contre-poisons*. Ainsi, par exemple, il est hors de doute qu'on ne doit point employer à ce titre des matières exerçant elles-mêmes une action caustique, quelque efficacité qu'elles eussent d'ailleurs pour neutraliser le poison, attendu que l'économie n'en supporterait pas impunément l'introduction. D'un autre côté , il est aisé de voir que le temps pendant lequel l'intervention du *contre-poison* peut être profitable est tellement fugitif, qu'il est rare qu'on puisse l'administrer avec l'opportunité désirable , soit parce que le poison étant déjà dans les intestins , échappe ainsi au contact de son neutralisant, ou bien encore parce que l'effet vénéneux étant déjà réalisé, l'usage trop tardif du contre-poison le rend tout-à-fait inutile.

Mais quelles que puissent être les difficultés que présente l'emploi des contre-poisons , je n'hésite pas à poser en principe que, dans certains cas d'empoisonnement, l'art peut diriger avec succès, contre le poison, une médication particulière fondée sur des actions chimiques. Reste à savoir à quelles conditions est subordonné l'emploi des contre-poisons.

X. *Première condition.* Le contre-poison doit être susceptible d'entrer en combinaison avec le poison à la température du corps humain. Cette condition est facilement remplie quand on a affaire à un empoisonnement par les acides minéraux. Il en est tout autrement des poisons d'origine végétale ou animale, qui réclament une température plus élevée; j'en excepte cependant les acides végétaux , tels que l'acide oxalique , tartrique, etc.

Deuxième condition. Le *contre-poison* doit agir sur le poison par des affinités chimiques.

Si une substance ingérée mitigeait l'activité du poison en l'invisquant et abritant ainsi les surfaces sensibles, son action, quoique avantageuse, différerait de celle que j'assigne aux *contre-poisons.* C'est donc principalement parmi les bases salifiables, les acides, les matières salines, c'est-à-dire les substances dont l'action chimique est le plus en relief, que doivent se trouver les contre-poisons; on en compte cependant parmi les substances animales ou végétales. Je serais porté aussi à comprendre parmi les actions constitutives des contre-poisons, l'action dissolvante qui est toute puissante pour amortir certains effets vénéneux, comme ceux des acides concentrés, etc..

Troisième condition. Il faut que le contre-poison puisse être pris à grande dose sans danger pour les organes qui le reçoivent.

Cette condition restreint beaucoup le nombre des contre-poisons, mais elle est de rigueur. Lorsqu'on introduit dans les premières voies une matière destinée à neutraliser le poison, l'application directe ne pouvant être faite, on a besoin de compenser cet inconvénient par la quantité du neutralisant, mais sans que les organes puissent en souffrir. Cette condition interdit l'emploi des alcalis caustiques; elle autorise l'usage abondant de la magnésie, etc.

Quatrième condition. En agissant chimiquement

sur la substance vénéneuse, le contre-poison doit la dépouiller de ses propriétés nuisibles, ou du moins en modérer beaucoup l'activité.

NAVIER avait hautement préconisé les sulfures alcalins comme contre-poisons de l'arsenic. Lorsque ces deux sortes de composés réagissent l'un sur l'autre, il y a formation d'un précipité jaune réputé sulfure d'arsenic. Or, ce nouveau produit est tout aussi vénéneux que l'acide arsénieux. NAVIER péchait donc contre la règle que j'établis ; et son assertion n'est nullement admise aujourd'hui.

Cinquième condition. Il est nécessaire que le contre-poison agisse avec promptitude.

Toute action chimique qui ne se développerait qu'avec lenteur, deviendrait un obstacle au but qu'on se propose. J'ai dit combien les indications étaient pressantes.

Sixième et dernière condition. Pour que l'administration d'un contre-poison réponde à l'attente du médecin, il faut qu'elle ait lieu en temps opportun.

La vertu d'un contre-poison n'étant que *préventive* des effets que le poison peut produire, on ne peut compter sur son emploi qu'autant que le poison est encore accessible, ou qu'il n'a pas eu le temps de réaliser les ravages qu'il fesait craindre. Que servirait, dans ce dernier cas, de chercher à neutraliser la cause, si elle avait déjà produit tous ses effets ?

XI. On voit bien, à la série des conditions que

je viens d'énumérer, qu'il doit y avoir peu de substances qui les remplissent assez bien pour mériter le titre de véritables *contre-poisons*.

L'une de celles qui en réunit le mieux toutes les qualités, c'est l'*albumine* ou blanc d'œuf, que l'on délaye dans l'eau pour l'administrer avec une certaine profusion. Elle jouit, en effet, de la propriété de se combiner avec la plupart des oxides métalliques, et de les entraîner en composés insolubles, qui, comparables aux sels, pourraient être désignés sous le nom d'*albuminates*. Aussi on l'a employée avec le plus grand succès comme contre-poison, notamment dans les empoisonnemens par le sublimé corrosif, les sels mercuriels, les sels cuivreux, etc. M. HARMANT DE MONTGARNY prétend même s'être assuré par l'expérience que le blanc d'œuf est préférable à l'hydrochlorate de soude comme neutralisant du nitrate d'argent (1).

Quoiqu'il soit généralement assez facile de se procurer du blanc d'œuf frais, M. CHAUSSIER a conseillé de conserver, dans les officines, le blanc d'œuf desséché et en poudre, pour l'approprier à l'usage dont il s'agit. Cette précaution, entr'autres avantages, servirait à empêcher l'introduction de quelque blanc d'œuf altéré dans la boisson albumineuse.

Quoique cette propriété chimique de l'albu-

----

(1) Essai de toxic. gén., p. 69.

mine, de former avec les oxides métalliques des combinaisons insolubles, soit d'un grand prix, ce qui fait le principal privilége de cette substance animale, c'est qu'elle peut être administrée en grande abondance, et que sa consistance visqueuse et ses qualités adoucissantes la rendent très-propre à combattre l'éréthisme ou l'inflammation des organes gastriques, indications fondamentales dans la plupart des cas.

Le lait se rapproche beaucoup des liquides albumineux pour cet usage. Comme eux il a l'avantage de remplir plus d'une espèce d'indication; et c'est à ce titre que son administration à large dose est ordinairement si avantageuse dans les cas d'empoisonnement.

On a préconisé l'infusion de noix de galles comme contre-poison des sels métalliques, et la décoction de quinquina contre le *tartre stibié*. L'action tonique et astringente qu'exercent ces deux substances doit être prise en considération, et commande la plus grande réserve dans leur emploi.

Dans les empoisonnemens par les acides concentrés, on a proposé la magnésie calcinée, le savon, les sous-carbonates alcalins, la lessive des cendres de nos foyers, les cendres elles-mêmes; mais quoique ces derniers composés soient très-propres à saturer les acides, ils peuvent être contre-indiqués, à cause de la distension douloureuse que ferait éprouver à l'estomac l'acide carbonique qui se dégagerait dans sa cavité.

Les contre-poisons des alcalis caustiques sont les acides végétaux étendus d'eau, tels que le vinaigre, le suc de citron, etc.

Quelques sels figurent aussi parmi les contre-poisons : tels sont, entr'autres, le sulfate de soude, qu'on utilise contre l'acétate de plomb; l'hydrochlorate de soude, contre le nitrate d'argent. Il est facile de concevoir comment les effets de double décomposition produisent de nouveaux composés qui n'ont rien de vénéneux.

Au reste, il ne doit point être question ici d'énumérer les divers agens qu'on peut employer à titre de contre-poison. Il m'a suffi d'établir leur indication d'une manière générale, et de faire comprendre leur mode d'utilité. Les détails appartiennent à la toxicologie *spéciale*, qui étudie en particulier les contre-poisons dans leurs rapports avec les poisons qu'ils peuvent modifier par leur action chimique.

C. *Troisième indication.*

XII. Dans l'ordre des indications que présente le traitement des maladies produites par les poisons, après la nécessité d'expulser le poison ou de le neutraliser, il est urgent de combattre symptomatiquement les accidens primitifs ou consécutifs que le poison a fait naître, et d'aller au-devant des désordres que l'on a à craindre. Cette indication, qui est la troisième dans la série, peut se

diviser en d'autres indications élémentaires relatives à la diversité des vues thérapeutiques. Ainsi,
l'on peut avoir à combattre l'inflammation des
organes digestifs, c'est l'accident le plus ordinaire;
à calmer des douleurs plus ou moins vives; à dissiper ou modérer des spasmes et autres affections
nerveuses; à exciter le système plongé dans une
stupeur profonde; à soutenir, réveiller ou res-
taurer les forces que l'action du poison aura plus
ou moins compromises, etc.

Lorsqu'on pense que le poison a été éliminé par le
vomissement ou amorti par la neutralisation, c'est
alors surtout qu'on devrait s'occuper de remédier
aux accidens primitifs ou consécutifs. Mais comme
il importe, avant tout, de prévenir ces accidens et
d'empêcher leurs progrès, le médecin doit savoir
mener de front cette troisième indication et les deux
premières; je veux dire qu'il faut préférer, autant
que possible, pour provoquer et entretenir le vomissement, et pour changer la nature du poison, les
moyens qui sont également propres à remédier à
l'inflammation des organes digestifs. C'est pour ce
motif qu'on a tant à se louer, à la suite de l'ingestion des poisons irritans ou corrosifs, de l'administration de l'eau même froide, de l'eau tiède,
des boissons mucilagineuses, sucrées, albumi-
neuses, du lait, des émulsions, des huileux, qui
sont si propres à délayer, à dissoudre, à invis-
quer les matières nuisibles contenues dans l'estomac, à préserver ce viscère de leur contact, et à

dissiper ou affaiblir l'éréthisme inflammatoire, dont il est si urgent d'arrêter les progrès.

Il faut donc se bien pénétrer de cette vérité : c'est que le soin avec lequel on cherche à mettre en œuvre, *dès le début*, des moyens propres à remplir plusieurs indications à la fois, est la voie la plus sûre pour arriver au but qu'on se propose.

Convaincu de la justesse de ce principe, et connaissant le prix des instans, le praticien doit moins tenir, dans ces circonstances, à prescrire les remèdes les plus convenables que les remèdes convenables qui sont le plus vite à sa portée. Sans perdre de temps, il fera prendre de l'eau froide en attendant qu'on en ait de chaude, et il emploiera celle-ci en attendant qu'on ait préparé de l'eau gommeuse ou un liquide albumineux.

L'eau seule, prise en abondance, a souvent suffi pour dissiper les plus graves empoisonnemens. Elle est, comme le disent quelques médecins, une sorte de contre-poison général, d'autant plus précieux qu'il est toujours sous la main. Mais il faut y joindre les boissons délayantes et adoucissantes administrées en abondance. Morgagni prodiguait le lait et en obtenait les plus grands succès.

XIII. Pour seconder les heureux effets de ces boissons, il faut diriger les ressources de la méthode antiphlogistique contre les accidens inflammatoires, qui auront leur siége dans l'arrière-gorge, dans l'œsophage, dans l'estomac ou dans quelque autre portion des voies digestives. Ces inflammations s'annoncent, comme on sait, par le gonflement et la tension des parties, les douleurs vives, la réaction fébrile, la couleur rouge des urines, etc. Les saignées générales proportionnées à la vigueur du sujet et à l'éréthisme général du système ; l'application des sangsues sur les points douloureux; les embrocations huileuses, les fomentations émollientes ; les cataplasmes de farine de graine de lin ; les bains tièdes longuement prolongés, avec le soin d'en maintenir la température au degré convenable, etc. : tels sont les principaux moyens auxquels on peut avoir recours.

XIV. Si les douleurs vives que ressent le malade sont subordonnées à l'intensité de l'inflammation, les antiphlogistiques que je viens de signaler en sont les plus sûrs remèdes. Mais il arrive souvent que l'exaltation de la sensibilité maintient les douleurs hors de proportion avec l'inflammation survenue. Alors, si l'on peut croire à l'élimination du poison par le vomissement, on prescrira les calmans, soit en les administrant à l'intérieur dans une potion convenable, soit en appliquant sur les parois de l'abdomen des fomentations avec des substances de cette classe, telles, par exemple, que la décoction de têtes de pavots, les feuilles de jusquiame, etc.

On a aussi conseillé, contre cette gastrite produite par les poisons, non-seulement l'usage des boissons froides, mais encore l'application de la glace sur la région épigastrique. Cette médication paraît avantageuse par plusieurs motifs. Elle tempère la phlogose, produit un effet supéfiant qui diminue la sensibilité, et s'oppose, par une action astringente, aux progrès des congestions sanguines et des mouvemens fluxionnaires.

XV. Après les phénomènes inflammatoires, les poisons produisent souvent des convulsions, des spasmes, des accidens nerveux de toute espèce. Si l'on juge qu'ils ne sont point sous la dépendance d'une inflammation, on en appelle aux antispasmodiques et aux narcotiques, dont l'emploi est généralement suivi des plus heureux résultats.

XVI. Si le principal effet du poison a été d'amener une prostration profonde des forces, la stupeur et l'insensibilité, ce sont surtout les toniques, les excitans cordiaux que l'on met en œuvre. Les substances propres à remplir l'indication qui se présente sont : le quinquina, les liquides spiritueux, les aromatiques, l'acétate d'ammoniaque, etc. On fait concourir avec leur action les excitations extérieures qu'on provoque au moyen des frictions, des sinapismes, etc.

XVII. Dans toutes les médications qui ont pour objet de satisfaire aux indications diverses de la cure symptomatique, l'esprit aperçoit sans peine la relation qu'il y a entre le mode d'influence du moyen indiqué et la nature de l'état morbide indiquant. Ainsi, les *antiphlogistiques* sont réclamés par l'*état inflammatoire*, les *sédatifs* par l'*hypéres-thésie*, les *toniques* par la *faiblesse*, les *excitans* par la *stupeur*, les *anti-spasmodiques* par l'*état nerveux*, etc. : tout cela est rationnel.

Mais il arrive quelquefois, dans les empoisonne-mens, que les effets qu'on veut combattre peuvent l'être avec avantage par des *moyens spécifiques* dont l'utilité a été solidement établie par l'expé-rience, sans que l'on puisse découvrir de rapport entre l'acte médicateur et le caractère apparent de la maladie qu'il guérit : c'est là la médication *anti-dotique*, qui n'appartient plus à la cure symptoma-tique, et qui doit par conséquent rentrer dans la quatrième indication. La différence est la même que celle que présente le traitement des affections syphilitiques, où l'on emploie *symptomatiquement* les anti-phlogistiques pour abattre l'éréthisme in-flammatoire, et les mercuriels comme *spécifiques* contre l'*affection vénérienne*. Les mercuriels sont, pour moi, les *antidotes* de cette affection.

D. *Quatrième indication.*

XVIII. Le traitement spécifique de l'empoison-nement, tel que je l'entends, est méconnu par la plupart des toxicologues modernes; du moins ne l'ont-ils pas classé comme vue distincte de la thé-rapeutique. Ils emploient comme synonymes les dénominations de contre-poison et d'antidote, que je considère au contraire comme propres à repré-senter deux agens médicateurs bien différens.

Pour justifier ce point de doctrine, auquel j'attache de l'importance, je citerai des faits qui prouvent que les *contre-poisons* et les *antidotes* agissent bien différemment contre les maladies causées par les poisons, et que les médications spécifiques ne peuvent être confondues avec la cure symptomatique, sans détriment pour la thérapeutique de l'empoisonnement.

Le *contre-poison*, ainsi que je l'ai déjà défini, est un médicament dont l'utilité dépend d'une action chimique exercée sur la matière vénéneuse elle-même, pour en changer la nature et les propriétés. Cet effet peut d'ailleurs se démontrer par des expériences exécutées *in vitro* : ainsi, la dissolution de sublimé corrosif, mise en contact avec le blanc d'œuf, donne lieu à la formation d'un précipité qui n'a plus rien de vénéneux.

L'*antidote*, au contraire, *reste étranger au poison*. Il n'agit utilement que contre ses effets, c'est-à-dire contre l'empoisonnement ; mais il diffère des agens de la cure symptomatique, en ce que le mode d'utilité qu'il exerce est *spécifique*, c'est-à-dire établi d'une manière tout-à-fait empirique, sans que l'esprit aperçoive de rapport entre la manière d'agir du remède et les résultats obtenus (1).

---

(1) Barthez avait déjà émis cette distinction : « Les altérations spécifiques que les poisons introduisent dans le système des forces, peuvent, dit-il, être détruites par des

M. Emmert et quelques autres observateurs ont vérifié que , dans les empoisonnemens par l'acide *hydrocyanique* , on ne peut attendre aucun bien de l'ammoniaque ni de la potasse, qui sont cependant si propres à le transformer en un sel comparativement moins actif; au lieu que l'huile de *térébenthine* , dépourvue dans ce cas de toute action chimique , ne laisse pas d'être très-avantageuse (1) : c'est que l'huile de térébenthine ne joue ici que le rôle d'*antidote*; elle ne modifie en aucune manière la nature du poison , mais elle fait naître dans le système vivant une impression *antagoniste* de l'affection dont le poison l'avait frappé.

Lorsque l'empoisonnement est l'ouvrage d'un poison *anti-vital*, ce qu'on a le plus à craindre , c'est la perversion que subit le système des forces vitales et en vertu de laquelle surviennent les désordres les plus menaçans. Cette perversion vitale peut offrir des différences spécifiques , comme je l'ai déjà noté; et ce qui confirme pleinement cette assertion , c'est la diversité des médications qui peuvent la combattre d'une manière directe.

Il ne faut pas perdre de vue que les lésions orga-

---

antidotes qui n'attaquent ou ne décomposent point ces poisons , et qui opèrent seulement sur ce système par un effet perturbateur indéterminé. » (Nouv. élém. de la sc. de l'hom., tom. II, p. 217.)

(1) Cit. par M. Orfila, tox. gén., tom. II, p. 167.

niques qui accompagnent familièrement ces sortes d'empoisonnemens sont consécutives, et peuvent par conséquent être prévenues par les moyens capables d'arrêter, quand il en est temps encore, l'affection vitale qui amène à sa suite le désordre organique. Si donc le poison a déjà produit son impression délétère sur le système, c'est moins de l'agent matériel qu'il faut s'occuper que de l'empoisonnement lui-même, et l'on doit s'attacher à combattre l'impression anti-vitale par des impressions artificielles qui la corrigent.

XIX. Il ne faut pas croire que, pour répondre, aux intentions du médecin, l'*antidote* doive susciter dans l'économie un ébranlement proportionnel au désordre introduit par le poison, mais en sens contraire. Les impressions les plus modérées répriment quelquefois heureusement les actions vénéneuses de la plus grande énergie. Je le répète, c'est le propre des médications *spécifiques* de ne laisser apercevoir le plus souvent aucune relation appréciable entre la manière d'agir du médicament et l'effet qu'on en obtient. C'est ainsi que l'on a vu le sucre produire, dans les cas d'empoisonnement par les sels cuivreux, des effets si évidemment utiles, qu'on ne peut lui refuser, dans ces circonstances, le titre d'antidote. On l'emploie aussi depuis long-temps, dans les Indes, contre le venin de la *béjuque* (1).

---

(1) B ARTHEZ, ouv. cit., tom. II, p. 217.

Mais quelquefois aussi l'action *antidotique* est fortement perturbatrice : le traitement de la colique des peintres par les drastiques en fournit une preuve.

Les transactions médico-chirurgicales de Londres rapportent plusieurs faits qui déposent en faveur de l'utilité de l'*arsénite de potasse* contre la morsure des serpens venimeux. N'est-ce pas là aussi un *antidote perturbateur* (1) ?

Quoique la rage ne soit point une *affection toxique* proprement dite, cependant, vu l'analogie qui existe entre les *poisons* et les *virus*, je ferai remarquer que le traitement de cette maladie, lorsqu'elle a été communiquée, offre la double indication du *contre-poison* et de l'*antidote*.

La cautérisation de la plaie par le feu ou les escarrotiques, pratiquée dans les premiers instans qui ont suivi la morsure, a évidemment pour but la destruction de la bave virulente : c'est là un vrai *contre-poison.*

Mais dès que la rage est déclarée, ce n'est plus du virus que l'on s'occupe ; on ne songe qu'à in-

---

(1) Ces faits sont une nouvelle preuve que l'affection introduite par un poison peut être combattue avec succès par l'effet d'un autre poison qui agit alors par une perturbation indéterminée. Ainsi se vérifie l'adage des anciens : *quòd si fata volunt, bina venena juvant.* J'ai cité déjà des observations à l'appui.

troduire dans le système une révolution salutaire ; on a alors recours à ce qu'on nomme les *spécifiques* (antidotes) de la rage, parmi lesquels le docteur LAWRENCE VANDER-VIER, de la nouvelle Jersey, a proclamé, depuis quelques années, la *scutellaire* (*scutellaria laterifolia*) comme étant d'une efficacité assurée : résultat qui, à la vérité, n'a point été suffisamment confirmé par l'expérience (1).

XX. M. ORFILA, à qui la toxicologie doit tant d'obligations, me paraît cependant avoir méconnu l'influence salutaire que peuvent exercer les médications spécifiques dans quelques cas d'empoisonnement, et n'avoir pas établi une distinction assez marquée entre les *contre-poisons* et les *antidotes.*

Il reproche à certains médecins de désigner sous le nom de *contre-poison*, tantôt la substance capable de décomposer le poison dans l'estomac, tantôt tout remède qui, *dépourvu d'action chimique* sur le poison, jouit néanmoins de la vertu de calmer ou de dissiper les accidens. « *N'est-il pas ridicule*, » ajoute-t-il, *de dire que les sangsues sont le* CONTRE-» POISON *des substances corrosives, parce que, appli-* » *quées sur l'abdomen, elles ont fait disparaître l'in-* » *flammation survenue à la suite de l'ingestion d'un* » *poison corrosif* (2) ? »

---

(1) Journ. gén. des sc. méd. ; 1820, p. 255.
(2) Tox. gén., tom. I, p. 26.

Le savant qui tient ce langage a grandement raison, en effet, de trouver mauvais qu'on emploie la dénomination de contre-poison dans des acceptions si disparates. C'est pour éviter cet inconvénient que j'ai attaché un sens différent au mot *antidote* ; mais on serait dans l'erreur si l'on pensait que tous les médicamens qui peuvent calmer les accidens sont pour moi des *antidotes*. Je crois m'être suffisamment expliqué sur ce point ; et il doit être bien entendu que je ne regarde comme tels que les agens qui combattent l'empoisonnement d'une manière *directe et empirique*.

Lorsque M. Orfila traite de l'empoisonnement par l'opium, il refuse d'admettre que le vinaigre en soit l'*antidote*, parce que, dit-il, cela ne pourrait être qu'autant que cet acide, saisissant l'opium dans les premières voies, le réduirait en un composé inerte : or, c'est ce qui n'est pas (1).

Je pense, comme M. Orfila, que le vinaigre n'est pas le *contre-poison* de l'opium ; mais en est-il l'*antidote* ? C'est là le point de la question, et il est quelques motifs de la résoudre par l'affirmative.

L'auteur du traité de toxicologie dit lui-même que *si l'opium est vomi*, le vinaigre et les autres acides peuvent diminuer les symptômes de l'empoisonnement, et même les faire cesser complè-

---

(1) Ouv. cit., tom. II, p. 110.

tement. N'est-ce pas là une véritable médication *antidotique*, telle que je la comprends? Le mode d'utilité des acides, dans ce cas, serait-il facile à classer pour ceux qui repoussent l'admission des spécifiques? Qu'on me dise alors comment ils deviennent avantageux !

M. Orfila établit ensuite, d'après ses expériences, qu'en appliquant 33 grains d'extrait aqueux d'opium dissous dans 1 gros $\frac{1}{2}$ d'eau sur la cuisse d'un chien, il se rétablit si on lui fait prendre de l'eau vinaigrée; tandis que, si on néglige ce secours, 20 grains suffisent toujours pour tuer un chien de la même taille en six, douze, quinze ou dix-huit heures (1). N'est-il pas évident que cet acide a introduit dans le système des forces une modification qui a été capable de corriger l'influence pernicieuse de l'opium ?

Enfin, de nombreuses expériences ont fait conclure à M. Orfila que le sucre est manifestement utile dans l'empoisonnement par le vert-de-gris, pour calmer l'irritation suscitée par ce poison métallique, *lorsqu'il a été déjà vomi* (2). Or, si le sucre a le privilége de produire cet effet curatif avec plus d'avantages que tant d'autres adoucissans, son caractère de spécificité ressort de cette circonstance même, et le titre d'*antidote* lui est acquis dans ce cas.

---

(1) Ouv. cit., tom. II, p. 113.
(2) *Ibid.*, tom. I, p. 540.

XXI. Lorsqu'on embrasse tous les faits de la thérapeutique des maladies engendrées par des poisons, on est forcé d'admettre l'existence des antidotes, et de reconnaître qu'il en est un grand nombre qu'on ne saurait classer, si l'on n'a recours à cette médication spécifique. Je vais rappeler, comme exemples, quelques actions médicatrices qui rentrent évidemment dans cette catégorie.

Suivant M. DE HUMBOLDT, le sucre est l'*antidote* le plus en vogue contre quelques poisons végétaux de la rivière des Amazones (1).

Le docteur CHISHOLM assure que le *vesou* (suc de la canne à sucre) est employé avec le plus grand succès, par les nègres des Antilles, contre les effets de l'arsenic, et que les essais qu'il a exécutés lui-même ont justifié cette pratique (2).

M. DRAPIER rapporte que la semence du *nhandirobe* (*fevillea cordifolia*), administrée, en Amérique, aux chevaux empoisonnés par le suc de manioc, dissipe bientôt les accidens terribles que fait naître ce poison (3).

Ce fait n'a pas été perdu pour M. DRAPIER, et si l'on s'en rapporte aux expériences dont il lui a fourni le texte, les fruits du *nhandirobe* seraient l'antidote le plus sûr contre un grand nombre de

---

(1) Cit. par M. ORFILA, tom. II, p. 393.

(2) Remarques sur quelques poisons des îles occident. (Bib. univ.; 1820, tom. XIV, p. 115.)

(3) Journ. univ. des sc. méd.; 1820, p. 216.

poisons végétaux, notamment contre la noix vomique, le mancenillier, le rhus toxicodendrum, la ciguë vireuse, introduits dans l'estomac ou à travers la peau (1).

Au dire de M. de Humboldt, peu de substances peuvent être comparées, sous le rapport des vertus antidotiques, au *guaco* (*mikania guaco*), plante de l'Amérique du sud, qui se montre toute puissante pour préserver des morsures des serpens les plus dangereux des contrées équatoriales, ou guérir ceux qui ont eu le malheur d'en être atteints (2). Deux cuillerées du suc de cette plante, avalées ou inoculées dans cinq ou six blessures que les habitans se font sur les côtés de la poitrine, leur permettent de prendre impunément les serpens les plus venimeux; s'ils sont mordus avant d'avoir pris leurs précautions, on frotte la plaie avec le même suc, et tous les accidens disparaissent (3).

XXII. Ces exemples sont plus que suffisans, je pense, pour témoigner de la vérité du point de

---

(1) *Ibid.*

(2) M. de Humboldt présumait, d'après quelques épreuves, que le *guaco* exhale une odeur incommode pour le serpent; on pourrait expliquer ainsi la répugnance du reptile pour mordre les individus en qui il retrouverait cette odeur; mais on ne voit pas pourquoi, après la morsure, l'ingestion ou l'inoculation du suc de cette plante préserverait des accidens consécutifs. (*Note de l'éditeur.*)

(3) Voyez M. Orfila, secours à donner aux empois., etc., p. 156.

doctrine concernant la médication *antidotique*, et montrer la nécessité d'en faire un ordre tout-à-fait distinct : au reste, l'admission des *antidotes* de l'empoisonnement est suggérée par les mêmes vues qui établissent le traitement *spécifique* des maladies.

Sans doute il ne faut pas accueillir trop facilement les antidotes ou spécifiques de l'empoisonnement, non plus que les spécifiques des maladies, avant que l'expérience se soit prononcée, dans les deux cas, d'une manière positive. C'est un reproche qu'on peut adresser aux anciens médecins, trop disposés à céder aux préventions les plus vagues, à tel point qu'on attribuait à certaines substances la vertu spéciale de protéger le corps vivant contre l'atteinte funeste des poisons, et qu'on prétendait employer avec le même succès ces prétendus antidotes par excellence, pour combattre les effets de toutes sortes de poisons.

Ambroise Paré raconte l'histoire d'un cuisinier condamné à mort pour avoir volé deux plats d'argent à son maître, et auquel Charles IX accorda sa grâce à condition qu'il se soumettrait à avaler du poison, et à prendre ensuite comme antidote d'un *bezoard* dont le roi désirait éprouver les vertus. Cette épreuve fut faite ; mais le cuisinier mourut bientôt dans d'horribles souffrances, avec le regret de n'avoir pas préféré la potence (1).

---

(1) XIe éd. des œuv. de Paré, liv. des venins, chap. XLIV.

Ces bezoards n'étaient autre chose que des concrétions

Hoffmann rapporte l'histoire d'un criminel qui fut plus heureux : sa grâce lui fut accordée à condition qu'il prendrait $\frac{1}{2}$ drachme de sublimé corrosif, et ensuite de la terre sigillée de Silésie, dont on voulait constater l'efficacité antidotique : le patient en fut gravement affecté ; mais il paraît qu'il s'en tira (1).

Cette confiance superstitieuse dans les antidotes généraux était encore tellement accréditée au début du 18ᵉ siècle, qu'on ne craignit pas d'y recourir dans une des circonstances les plus délicates dont l'histoire fasse mention.

Louis XIV venait de perdre en très-peu de temps le Dauphin son fils, le duc DE Bourgogne son petit-fils, la duchesse DE Bourgogne et le duc DE Bretagne, leur fils aîné. Un seul enfant restait à la famille royale : c'était le duc D'Anjou, qui régna plus tard sous le nom de Louis XV, et cet enfant tombe tout à coup gravement malade. Les esprits en éveil ne purent se défendre de l'idée d'un empoisonnement. Cette pensée domina tellement la duchesse DE Ventadour, gouvernante du

---

intestinales trouvées chez certains animaux ; encore, s'il faut en croire Mead, étaient-elles imitées artificiellement par quelques spéculateurs qui les vendaient à un prix très-élevé ; il n'était même pas rare de les voir figurer, à cette époque, parmi les présens qu'on envoyait aux têtes couronnées. (*Note de l'éditeur.*)

(1) OEuv., tom. VI, p. 774 et suiv.

prince, qu'elle eut le courage (peu éclairé, j'en conviens) d'éloigner les médecins, et de faire prendre à l'enfant, d'un prétendu antidote dont on ne connaissait nullement les vertus, et qui ne devait ce titre qu'à d'aveugles préventions. Heureusement la maladie prit une bonne direction, et le jeune prince fut sauvé. C'était bien le cas de se féliciter d'avoir eu plus de bonheur que de prudence (1).

Je conclus de ces faits que cette croyance à des antidotes indéterminés n'a aucun fondement ; mais cela ne prouve rien contre les avantages de la cure *antidotique*, lorsqu'elle met en œuvre des agens dont l'efficacité a été suffisamment établie par l'expérience, contre les effets de tel ou tel poison bien connu.

J'ai parcouru les quatre indications qui peuvent se retrouver dans la thérapeutique des empoisonnemens ; la première et la troisième pourraient être appelées *indications communes*, puisqu'elles se présentent généralement dans tous les empoisonnemens ; les deux autres semblent appartenir à certains, et sont, en quelque sorte, des *indications spéciales*.

XXIII. Mais le médecin n'a pas tout fait quand il a précisé, suivant la nature et les périodes de l'empoisonnement, les indications qu'il faut remplir

---

(1) Voy. Duclos, mém. secrets sur la régence, etc., tom. I, p. 55.

et les moyens qui leur conviennent le mieux. Lorsqu'il a été assez heureux pour maîtriser la maladie et réprimer les accidens les plus menaçans, il lui reste encore à prescrire le régime du malade, de manière à concilier la nécessité de conserver les forces avec la crainte de fatiguer ou d'exciter trop vivement les organes gastriques qui ont reçu une rude atteinte. Ce régime, que la prudence doit surtout diriger, variera sensiblement suivant l'état des voies digestives, le caractère de l'empoisonnement, l'état des forces, l'époque de la maladie, le tempérament du sujet, etc. Mais on ne peut donner sur ce point des préceptes généraux ; c'est au médecin à saisir ce qu'il aura à faire dans chaque cas particulier.

SECTION DEUXIÈME.

DU TRAITEMENT DE L'EMPOISONNEMENT LORSQU'IL S'EST EFFECTUÉ AUTREMENT QUE PAR DÉGLUTITION.

I. Jusqu'ici je n'ai envisagé le traitement des maladies produites par des poisons que dans ses rapports avec l'empoisonnement par déglutition. On conçoit que si le poison avait pénétré dans l'économie par une autre voie, il devrait en résulter certaines modifications, soit pour le caractère des indications, soit pour le mode d'application des moyens curatifs.

Dans les cas d'empoisonnement par le rectum, on retrouverait mêmes indications que dans les

empoisonnemens par déglutition : matière vénéneuse à évacuer, neutralisation à opérer au moyen
des contre-poisons, accidens à combattre, affection spécifique à réprimer par des antidotes appropriés ; mais alors ce seraient les évacuations
alvines qu'il s'agirait d'encourager, tandis qu'il
faudrait prévenir ou arrêter le vomissement. Ainsi
on administrerait des lavemens d'eau simple à laquelle on pourrait ajouter des liquides gommeux,
mucilagineux, albumineux, ainsi que le lait et les
huiles. Comme le mouvement anti-péristaltique
pourrait entraîner le poison plus avant dans le
tube intestinal, si le vomissement avait lieu, il
faudrait chercher à l'arrêter par les sédatifs ou quelque potion calmante tenant de l'opium. Je n'ai pas
besoin d'ajouter qu'on ferait entrer aussi dans le
liquide des lavemens, soit les substances capables
d'agir comme contre-poison, soit celles qui, après
l'expulsion de la matière vénéneuse, pourraient
combattre les accidens survenus, telles que les
décoctions de pavots, les anti-spasmodiques di-
rects, dont on aiderait l'effet par l'emploi bien
entendu des moyens anti-phlogistiques. La médication antidotique trouverait dans certains cas son
application, pour obvier à l'affection spécifique
que le poison aurait pu faire naître.

Il est aisé de pressentir de quelles modifications
ces procédés curatifs seraient susceptibles, si le
poison avait été introduit dans le vagin, dans la
vessie, dans les narines ou dans les oreilles, acci-

dens qui peuvent arriver surtout par suite de quelque méprise dans l'emploi de certains remèdes. On pratiquerait, dans ces cas, des injections, des lotions convenables, ayant toujours présens les principes déjà établis. Tout cela est facile à saisir, et je suis dispensé d'insister davantage.

Dans les cas d'empoisonnement par la surface cutanée, et lorsque le poison s'est insinué par une solution de continuité, comme il arrive dans les morsures d'animaux venimeux et dans les blessures faites par des armes empoisonnées, rien n'est changé, comme on peut le prévoir, en ce qui concerne la médication antidotique et la cure symptomatique, c'est-à-dire dans tout ce qui se rapporte aux effets déterminés par le poison. Mais l'élimination de celui-ci ne peut plus être obtenue par les mêmes moyens, et à peine retrouve-t-on quelques vestiges de l'utilité des contre-poisons (1).

Dès la plus haute antiquité, les avantages de la succion des plaies faites par des serpens et autres animaux venimeux avaient été généralement reconnus. Les Psylles en Afrique, les Marses en Italie,

---

(1) Je lis, dans la toxicologie générale de M. ORFILA, une observation qui atteste que le vomissement a pu être avantageux dans un cas d'empoisonnement par la peau. (Tom. I, p. 280.)

M. J. CLOQUET avait plongé ses mains à plusieurs reprises dans une dissolution très-concentrée de sublimé corrosif, pour en retirer des pièces anatomiques, et avait

étaient, dans ces temps reculés, des peuples renommés pour ce genre de traitement. S'ils entouraient de cérémonies superstitieuses la pratique de cette opération, on pense bien que c'était uniquement pour relever le crédit et l'importance de l'opérateur : il y a toujours eu des charlatans.

L'illustre Celse, en conseillant fortement la succion des plaies envenimées, remarque expressément que ce n'est point par un privilége particulier que les Psylles peuvent sucer les plaies sans en

---

oublié de se laver. Dans la nuit, il ressent à l'épigastre des douleurs très-vives qui deviennent bientôt déchirantes : ventre déprimé ; respiration costale, gênée, inégale ; pouls petit, concentré, irrégulier ; bouche sèche, soif vive ; sueur, et froid incommode au front, aux tempes, à la poitrine et aux mains ; nausées et vains efforts pour vomir. L'emploi abondant de l'eau sucrée provoque enfin l'expulsion d'une matière glaireuse épaisse, *d'une saveur métallique extrêmement âcre.* Après le vomissement, soulagement marqué ; trois selles liquides accompagnées de ténesme....... Le lendemain, M. J. Cloquet put reprendre ses occupations.

Ce cas est digne de fixer l'attention sous plusieurs rapports. 1° Les molécules vénéneuses introduites par la peau paraissent avoir été portées dans l'estomac si l'on en juge par la saveur métallique des matières vomies. 2° Le vomissement a contribué pour beaucoup à dissiper les accidens; ce qui semblerait fournir une indication, dans certains cas du même genre. 3° Enfin, il est assez singulier qu'il ne se soit manifesté aucun effet sur les glandes salivaires.

(Note de l'éditeur.)

être incommodés ; que l'utilité de cette pratique dépend uniquement des effets physiques de la succion qui extrait la matière toxique, et que l'impunité de l'opérateur tient à l'innocuité du venin lorsqu'il n'est en contact qu'avec la bouche. « *Non* » *Hercules*, dit-il, *scientiam præcipuam habent hi* » *qui Psylli nominantur, sed audaciam usu ipso con-* » *firmatam. Nam venenum serpentis ut quædam etiam* » *venatoria venena, quibus Galli præcipuè utun-* » *tur, non gustu sed in vulnere nocent. Ergò quisquis* » *exemplum Psylli secutus, vulnus exucerit, et ipse* » *tutus erit et tutum hominem præstabit* (1). » Mais il a soin d'ajouter qu'il ne faut pas entreprendre cette succion lorsqu'on a quelque ulcère dans la bouche. « *Ille, ne intereat, antè debebit attendere* » *ne quod in gingivis, palatove, aliâve parte oris* » *ulcus habeat* (2). » Et quoique Severinus et autres aient traité cette précaution de futile et de ridicule, je ne puis qu'applaudir à la justesse de l'observation.

La crainte des dangers qu'on supposait à la succion des plaies envenimées, malgré le langage formel de l'expérience, diminua de plus en plus la vogue de cette pratique. On préconisa, pour y suppléer, quelques pierres que le commerce apportait des Indes-Orientales, et qu'il répandait sous le nom de *pierres serpentaires*. Elles restaient adhérentes à

---

(1) Celse, *de re medicâ, lib. V, cap. XXVII, p.* 512.
(2) *Ibid.*

la plaie sur laquelle on les appliquait, et l'on supposait qu'elles en attiraient le venin. Tout ce qu'on avait dit pour accréditer ces pierres, en les fesant considérer comme des productions des animaux venimeux eux-mêmes, était un pur charlatanisme. Il est bien reconnu que ce n'est qu'une terre argileuse qui, très-avide d'eau, happe fortement si on l'applique sur une surface humide.

III. Il était un moyen très-simple d'obtenir les bons effets de la succion des plaies, sans qu'il fût nécessaire de l'opérer avec la bouche : c'était d'employer la ventouse ; et c'est, en effet, ce qu'a exécuté avec succès M. Barry, en généralisant cette application pour tous les cas de l'insertion d'un poison à travers la peau.

Après avoir fait une plaie sur la peau d'un animal, M. Barry et le docteur Petroz y introduisent de l'upas tieuté ou de l'acide hydrocyanique, dont on connaît la redoutable énergie ; ils en arrêtent les effets en appliquant aussitôt la ventouse à la plaie empoisonnée, et ils parviennent à soustraire ainsi les animaux à une mort inévitable. Il était rationnel de proposer, d'après ces faits, l'application de la ventouse au traitement de la morsure des animaux enragés ou venimeux. L'antiquité des services que la succion avait rendus dans des cas analogues, garantissait l'heureuse influence de ce moyen dans ces circonstances (1).

______

(1) Journ. de chim. méd., première année, p. 452.

Ces expériences, répétées par les commissaires de l'Académie royale de médecine, leur ont permis de constater ce double résultat :

1° Une ventouse appliquée sur une plaie dans laquelle on a déposé un poison, l'empêche de manifester ses effets pendant tout le temps que dure cette application;

2° Si on n'a appliqué la ventouse que lorsque les effets du poison avaient déjà commencé à se montrer, ceux-ci cessent aussitôt (1).

Le premier de ces deux effets est attribué à ce que l'action de la ventouse devient un obstacle à l'absorption.

L'interprétation du second était, sans contredit, bien plus difficile dans les doctrines qui ne conçoivent l'influence d'un poison ou d'un médicament, sur la structure ou les fonctions d'un organe, qu'autant que les molécules de l'agent vénéneux ou médicinal sont amenées au contact de l'organe lui-même.

On a conjecturé que la ventouse agissait, dans le second cas, en interceptant l'intromission de nouvelles quantités du poison ou du virus, et en laissant à la portion déjà introduite le temps d'être neutralisée par l'élaboration de quelque organe, ou d'être éliminée de l'économie par quelqu'un des organes dépurateurs (2).

---

(1) Rev. méd.; 1826, tom. I, p. 158.
(2) *Ibid.*, p. 159.

Je doute fort que cette explication satisfasse complètement l'esprit de quiconque étudiera le phénomène avec attention et sous toutes ses faces. J'avoue qu'elle ne m'apprend nullement pourquoi cette portion de matière nuisible, qu'on suppose déjà introduite, cesse de produire ses effets, alors même qu'on ne peut, en aucune manière, admettre que ses molécules soient dans la sphère d'activité de la ventouse.

L'interprétation est bien plus large et bien plus satisfaisante, si l'on conçoit l'agent toxique comme occasionant une impression fâcheuse sur la surface sensible qui en a reçu l'application, impression qui retentit sur le système, développe ses effets propres, mais a dû cesser de réagir dès qu'on a interrompu, à l'aide de la ventouse, ce lien sympathique qui unit chaque partie vivante au système individuel. Les effets de la ventouse répondent, dans ce cas, à ceux de la ligature, et peuvent s'expliquer de la même manière (1).

J'ai dit que dans l'empoisonnement par la peau dénudée, on retrouvait encore quelquefois l'indication du contre-poison : ainsi, le cautère actuel est porté dans la plaie dès les premiers instans, pour dénaturer le venin ou le virus qui y est encore contenu ; on peut en rapprocher certains escarrotiques, tels que le chlorure d'anti-

____

(1) Voy. les p. 140-141.

moine ou de mercure qu'on introduit dans la blessure avec les mêmes intentions (1).

Quant aux antidotes, ils conservent tout leur prix dans ces sortes d'empoisonnemens. Je me bornerai à rappeler l'efficacité du *guaco*, qui peut, comme on l'a vu, guérir l'effet de la morsure des serpens les plus venimeux, soit qu'on en avale le suc, soit qu'on dépose simplement les feuilles sur la plaie même, ou dans des blessures que les personnes mordues se font à dessein par surcroît de précaution.

---

(1) On peut considérer la succion comme un moyen *mécanique* d'extraire le poison, comparable à la sonde œsophagienne ; tandis que les divers escarrotiques agissent *chimiquement* sur le venin, à l'instar des *contre-poisons*.

QUATRIÈME PARTIE.

—

DE LA CLASSIFICATION DES POISONS.

—

Les médecins qui se sont spécialement occupés de toxicologie, ont senti la nécessité d'adopter un principe d'ordre et de distribution qui rendît plus facile l'étude de cette longue série de poisons que la science a enregistrés, et qui pût en féconder les applications. Tel est le but des diverses classifications qui ,ont été proposées.

La classification des poisons peut être établie sur des bases très-différentes. Mais au milieu de cette variété, on distingue les classifications qui reposent sur la nature comparée des substances vénéneuses, et celles qui dérivent du caractère des effets produits par les poisons sur l'économie vivante.

Nul doute qu'une distribution méthodique des poisons qui serait fondée sur le mode d'action qui les rend nuisibles au corps vivant, et sur les analogies que présentent leurs effets respectifs, ne fût préférable à toutes les autres, si toutefois il était possible de ramener les effets vénéneux à certains modes d'action capitaux et déterminables ; si leurs différences d'action étaient assez constantes pour qu'on ne pût jamais les confondre les uns avec les autres ; si, enfin, l'on n'avait point à craindre de prendre certaines affections spontanées pour l'effet d'un poison venu du dehors. Mais il s'en faut bien que ces difficultés soient levées dans l'état actuel de la science. Aussi, lorsque j'examine de près les classifications des poisons adoptées dans les ouvrages modernes, j'applaudis à l'intention des auteurs ; mais je n'en suis pas moins forcé de reconnaître que les tentatives n'ont pas été jusqu'ici fort heureuses, et qu'il reste encore beaucoup à faire. C'est ce que je vais tâcher de démontrer par l'examen rapide de celle de ces classifications qui semble avoir obtenu le plus de crédit.

M. Fodéré, modifiant légèrement quelques autres classifications du même genre, a distribué les poisons en six classes, sous la dénomination de

Poisons *septiques* ou *putréfians*.
Poisons *stupéfians* ou *narcotiques*.
Poisons *narcotico-âcres*.
Poisons *âcres* ou *rubéfians*.
Poisons *corrosifs* ou *escarrotiques*.
Poisons *astringens*.

Classe I. Les poisons *septiques* ou *putréfians* sont ainsi appelés, parce qu'ils produisent subitement une résolution profonde des forces de la vie, et détruisent la constitution moléculaire des solides et des liquides vivans. Comme effet de ce double état de faiblesse générale et de septicité, on observe les syncopes, les hémorragies, les sueurs froides, le relâchement des sphincters, l'affaissement des traits du visage, l'extinction rapide du pouls et des battemens du cœur, enfin la putréfaction très-prompte du cadavre. Tous ces désordres vitaux se prononcent le plus souvent sans que les facultés intellectuelles soient altérées. C'est à ce genre d'effets vénéneux que RACINE fait allusion, lorsqu'il décrit, dans ses beaux vers, l'empoisonnement de PHÈDRE :

« J'ai pris, j'ai fait couler dans mes brûlantes veines,
» Un poison que MÉDÉE apporta dans Athènes;
» Déjà jusqu'à mon cœur le venin parvenu,
» Dans ce cœur expirant jette un froid inconnu (1). »

Parmi les poisons que renferme cette classe, M. FODÉRÉ range les *venins de quelques serpens*, les *œufs pourris*, l'*hydrogène sulfuré*, etc. (2).

Classe II. Elle est destinée aux poisons *narcotiques* ou *stupéfians* que caractérise la faculté de produire, lorsqu'on les donne à grande dose, la stupeur, l'assoupissement, le délire ou le trouble des facultés morales, la paralysie, la dilatation de la pupille, des mouvemens convulsifs dans les

-----

(1) PHÈDRE, dern. sc.
(2) Méd. lég., tom. IV, p. 7.

membres, enfin l'apoplexie et la mort, sans douleur ni inflammation (1).

Le cadavre n'offre, le plus souvent, aucune trace de phlegmasie dans l'estomac. Si les parois de ce viscère présentent quelquefois des taches noires, il suffit d'un examen attentif pour se convaincre que ce ne sont pas des indices de gangrène, mais bien le résultat de la stagnation du sang veineux. En général, le cœur est flasque; le système veineux pulmonaire et abdominal est gorgé d'un sang noir, tandis que les artères sont vides; le corps conserve plus long-temps sa chaleur que dans les autres espèces d'empoisonnemens ; les membres restent plus long-temps flexibles; la putréfaction envahit promptement les organes.

Les substances qui forment cette classe appartiennent à peu près toutes au règne végétal; l'*opium* ou suc du pavot blanc et ses divers produits s'y trouvent au premier rang ; après lui on remarque, parmi les plus notables, la *jusquiame* (*hyosciamus niger*), la *mandragore* (*atropa mandragora*), la *pomme épineuse* (*datura stramonium*), le *coqueret alkekenge* (*physalis somnifera*), la *morelle à fruit noir* (*solanum nigrum*), etc., etc.

À ce groupe, on a joint un petit nombre de substances gazeuses, telles que l'*hydrogène pur*, le *gaz azote*, le *gaz oxide nitrique*, etc., etc.

---

(1) *Ibid.*, p. 16 et suiv.

L'auteur a d'ailleurs soin de rappeler que l'odeur vireuse qu'exhalent les plantes narcotiques en réalise les effets.

Classe III. Elle comprend, sous le nom de *narcotico-âcres*, des poisons qui semblent réunir à la fois la faculté d'agir sur le système en qualité de narcotiques, et sur la surface d'application à l'instar des poisons âcres ou rubéfians qui forment la quatrième classe.

Leur saveur est âcre, leur odeur nauséabonde ; s'ils font naître d'un côté des affections soporeuses, des vertiges, des tremblemens, etc., ils amènent de l'autre des douleurs d'entrailles, des hémorragies, etc., et ils laissent sur le cadavre des traces plus ou moins marquées d'inflammation ou d'excoriation de l'estomac. Au reste, on voit un peu varier l'ordre dans lequel l'effet phlegmasique et l'effet narcotique se prononcent (1).

Cette classe réunit un grand nombre d'espèces presque toutes végétales. Il est d'ailleurs bien connu que le règne végétal est le plus riche en poisons, comme il l'est aussi en médicamens.

Je citerai parmi les principales espèces, la *ciguë* (*cicuta*), le *tabac* (*nicotiana tabacum*), la *belladone* (*atropa belladona*), la *digitale pourprée* (*digitalis purpurea*), les *strychnos* et leurs principes caractéristiques, l'*upas tieuté*, l'*upas antiar*, la

---

(1) Ouv. cit., tom. IV, p. 35.

fausse angusture (*brucæa anti-dysenterica*) et la *bru-cine* qui en est l'ingrédient actif, la *coque du levant* (*menispermum cocculus*) et la *picrotoxine*, les *champignons vénéneux*, le *camphre*, l'*éther*, l'*alcool*, et généralement les boissons spiritueuses ; enfin, le *gaz acide carbonique* parmi les substances gazeuses.

Classe IV. Sous la dénomination de poisons *âcres* ou *rubéfians*, elle renferme les substances vénéneuses qui, douées d'une saveur âcre plus ou moins caustique, produisent, lorsqu'on les applique à la surface du corps, les phénomènes de la rubéfaction, et souvent ceux de la vésication ; en d'autres termes, ils excitent la rougeur et provoquent la formation de phlyctènes, le décollement de l'épiderme, enfin la suppuration (1).

Pour que ce mode d'action se prononce, il faut que ces poisons agissent sur le corps doué de vie, et susceptible de réaction. Ils sont sans effet sur le cadavre.

Lorsqu'ils sont introduits dans l'économie aux doses qui les rendent vénéneux, leurs effets sur les organes internes sont absolument analogues à ceux qui suivent leur application à l'extérieur, et les accidens funestes qu'ils amènent sont le résultat des inflammations, des excoriations, des gangrènes qu'ils ont réalisées dans l'œsophage, l'estomac ou les intestins.

---

(1) Ouv. cit., tom. IV, p. 78.

Cette classe ne contient guère que des substances végétales, parmi lesquelles je nommerai la *gomme-gutte* (suc du *guttæfera vera*. L), la *coloquinte* (*cucumis colocynthis*. L), l'*ellébore* (*helleborus niger*. L), la *racine fraîche* et le *suc de manioc* (*iatropa manihot*. L), la *scammonée* (*convolvulus scammonea*. L), l'*elaterium*, ou lait du concombre d'âne sauvage, le *rhodo-dendron chrysantum* (L), l'*œnanthe safranée* (*œnanthe crocata*. L), la *clématite* (*clematis flammula*), l'*aconit napel* (*aconitum napellus*. L), l'*euphorbe* (*euphorbia officinarum* L), etc., etc.

A peine voit-on figurer ici quelques substances minérales, telles que le *nitrate de potasse*, le *carbonate d'ammoniaque*, le *chlore*, les *acides minéraux à l'état gazeux*, etc.

Classe V. Les poisons appelés *corrosifs, irritans* ou *escarrotiques*, sont ceux qui irritent, enflamment les surfaces vivantes qu'ils touchent, et donnent lieu à des escarres, des érosions ou des perforations. Leurs effets caractéristiques sont donc la phlegmasie et la destruction des tissus aux lieux d'application (1).

Cette cinquième classe embrasse la presque totalité des poisons minéraux. On y trouve non-seulement les *acides minéraux*, les *alcalis caustiques*, etc., mais encore les poisons *mercuriels, arsenicaux, cuivreux*, etc., c'est-à-dire, à peu de

---

(1) Ouv. cit., tom. IV, p. 91 et suiv.

chose près, tous les poisons métalliques. Les substances végétales et animales y sont en petit nombre. On n'y voit, en effet, figurer que quelques *acides végétaux* parmi les premières, et les *cantharides* seulement parmi les secondes.

Classe VI. On peut dire que la qualification de *poisons astringens* n'est guère applicable qu'aux préparations de *plomb*. Si quelques auteurs ont voulu y joindre d'autres substances, telles que le plâtre, le marbre, l'argile et quelques autres produits riches en tanin, il faut convenir qu'ils ont adopté cette mesure d'après de bien faibles motifs; car il n'y a nullement parité dans les effets de ces diverses substances.

L'empoisonnement par les *astringens* se distingue surtout par la dureté du pouls, la tension de l'artère, qui vibre comme une corde métallique; par la rénitence, le resserrement, la tension du bas-ventre; par des coliques violentes, qui s'accompagnent de la rétraction du nombril et de l'anus; par une constipation opiniâtre et des vomissemens de matières vertes-jaunâtres; enfin, par des paralysies des extrémités supérieures.

Les lésions organiques que l'on observe communément à la suite de l'empoisonnement par les astringens sont les suivantes: traces d'inflammation dans les voies digestives, engorgement du système vasculaire, phlogose du mésentère, obstruction de ses glandes, oblitération des vaisseaux chylifères, y compris le canal thorachique. Quelquefois le cœur est flétri, et les principaux organes du bas-ventre et de la poitrine sont engorgés, phlogosés et même purulens, etc. (1).

Telle est la classification des poisons fondée sur leur manière d'agir, et qui, comme telle, est plus généralement accueillie ; mais il s'en faut bien qu'elle soit à l'abri des objections : celles que je vais énoncer suffiront peut-être pour montrer que son utilité pratique est plus bornée qu'on ne le croirait au premier coup d'œil. Il sera facile de conclure qu'on s'exposerait à de graves méprises si l'on s'en rapportait d'une manière trop absolue à ses indications pour déduire de l'ensemble des symptômes non-seulement l'existence d'un empoisonnement, mais encore le caractère générique de l'agent qui l'a produit.

Le défaut qui se fait d'abord remarquer, c'est que les poisons *âcres* ou *rubéfians* se confondent avec les poisons *corrosifs* ou *escarrotiques*, attendu que ceux-ci peuvent produire simplement la rubéfaction sans escarrification. Une légère différence dans leur densité suffit pour changer ainsi leur mode d'action ; comment distinguer alors nettement les poisons qu'on doit appeler *âcres* de ceux à qui convient la qualification de *corrosifs ?*

L'épithète d'*astringens*, donnée aux poisons sa-

---

(1) Ouv. cit., tom. IV, p. 176.

turnins, représente bien moins le mode d'action qui leur est particulier, que leurs effets dans certaines circonstances. Ce n'est, en effet, que dans les empoisonnemens lents produits par ces substances que se dessinent les caractères d'une action astringente ; l'empoisonnement aigu affecte une forme toute différente.

Bien plus, je puis m'appuyer des aveux de M. Fodéré lui-même, qui convient que les préparations de plomb agissent tantôt à la manière des poisons *narcotiques*, tantôt à la manière des poisons *âcres*, tantôt, enfin, comme poisons *astringens*, de telle sorte qu'on serait en droit de les placer tour à tour dans ces diverses classes.

Il faut noter encore que, lorsque les empoisonnemens par les acides minéraux ont passé à l'état chronique, il n'est pas très-rare de trouver l'estomac et les intestins resserrés et rapetissés comme ils le seraient à peu près dans les cas d'empoisonnement par les *astringens*.

Des VI classes établies par M. Fodéré, en voilà donc deux de surabondantes : l'une, parce que ses attributions lui sont communes avec une autre ; l'autre, celle des astringens, parce qu'elle ne représente qu'une circonstance de l'empoisonnement par les préparations de plomb.

M. Orfila a bien senti ces imperfections, puisque, après avoir admis les VI classes dans la 1re et la 2me édition de son traité des poisons, il s'est contenté de diviser la série en IV classes dans sa 3me édition, où il admet seulement :

1° Des poisons *irritans*.

2° Des poisons *narcotiques*.

3° Des poisons *narcotico-âcres*.

4° Des poisons *septiques*.

Cette classification est à peu de chose près une copie de celle des anciens qui fesaient également IV classes des poisons ; savoir :

Les poisons *chauds* (irritans).

Les poisons *froids* (narcotiques).

Les poisons *secs* (astringens).

Les poisons *humides* (narcotico-âcres).

La réduction des VI classes de M. Fodéré en IV rend, je l'avoue, le tableau plus correct, mais sans le débarrasser de tous les défauts qui sont inhérens au sujet. M. Orfila en convient lui-même.

Ainsi les *irritans* réunissent, comme exerçant une action analogue, des poisons qui ne tuent qu'autant qu'ils enflamment ou qu'ils désorganisent (poisons chimiques), et des poisons qui peuvent tuer sans donner aucun indice d'irritation ou du moins de lésion organique (poisons antivitaux).

Les *narcotiques* sont sans contredit les poisons dont les effets se dessinent le mieux, et cependant il arrive quelquefois qu'au lieu de produire des affections soporeuses, ils excitent des délires furieux qui défigurent complètement leur mode d'agir le plus familier.

Dans les cas d'empoisonnement par les *narcotico-âcres*, on n'a souvent que des données bien incertaines pour reconnaître l'intervention d'un poison de ce genre. Leurs effets présentent quelquefois un tel contraste, qu'on peut les attribuer tantôt à l'action des *irritans*, tantôt à celle des *narcotiques*.

Enfin, les poisons *septiques* débutent ordinairement par un effet d'irritation bien prononcée. La morsure des animaux venimeux provoque généralement sur la partie lésée une réaction phlegmasique très-intense. Ce n'est que pour certains de ces poisons, et dans une période assez avancée de leurs effets, que la dissolution septique se dessine assez nettement pour être adoptée comme attribution spéciale de la classe.

Tout cela tend à prouver qu'il doit y avoir, dans la pratique, de nombreuses difficultés pour déterminer, par la seule considération des symptômes, à quelle classe appartient le poison qui a été employé.

Mais ce n'est pas tout encore : le problème devient plus difficile lorsqu'on songe que des affections *spontanées*, tout-à-fait étrangères à l'intervention de poisons venus du dehors, peuvent néanmoins simuler de si près un empoisonnement dans l'ensemble de leurs symptômes, qu'on doit se bien tenir en garde contre ces ressemblances trompeuses. J'insisterai sur ce point lorsque je m'occuperai de la séméiotique médico-légale de l'empoisonnement. Je le note ici par anticipation.

Il faut donc convenir que les classifications des poisons, fondées sur la nature de leurs effets, sont, dans l'état actuel de la science, fort éloignées d'offrir, pour la pratique médico-légale, les avantages que certains médecins leur attribuent, et qui seraient à désirer par tant de motifs.

Il ne sera pas inutile de rappeler, à ce sujet, que le principe d'une classification doit, autant que possible, être en rapport avec le but qu'on se propose. S'il ne s'agissait que de la thérapeutique de l'empoisonnement, je n'hésiterais pas à adopter la distribution des poisons d'après leurs effets respectifs, parce que je la croirais préférable à toutes les autres, comme cadrant mieux avec les indications. Mais il en est bien autrement en médecine légale, où l'on est appelé à décider s'il y a eu empoisonnement et quel a été le poison. Dans ce cas, il vaut mieux évidemment recourir à une méthode de distribution qui s'adapte d'une manière plus positive aux nouveaux problèmes que l'on a à résoudre, et qui, par conséquent, permette d'établir jusqu'à quel point tels poisons sont accessibles à nos moyens de recherche; dans quelles circonstances il sera possible d'acquérir la certitude de l'empoisonnement par la découverte de sa cause matérielle, et dans quels cas, au contraire, on sera réduit à ne rassembler que des présomptions plus ou moins fortes. Je ne saurais donc partager, à cet égard, l'opinion de METZGER, lorsqu'il dit que la division des poisons la plus utile au *médecin judiciaire* doit être fondée sur la différence de leur action sur le corps humain, et de l'état physique qui en résulte. Les objections que j'ai développées me semblent décisives.

Pour répondre aux vues de la *médecine judiciaire*, les classifications établies sur la nature comparée des poisons me paraissent offrir bien plus d'avantages. C'est là le principe que je prendrai pour guide. Je ne renonce pas pour cela aux services que peut rendre la classification déduite de la considération des symptômes ; mais je la subordonne à la distribution chimique, comme base secondaire de classification ; car la confiance qu'elle mérite d'inspirer dans le problème médico-légal de l'empoisonnement, n'équivaut pas à celle que l'on peut fonder sur les indications chimiques.

Je forme donc d'abord *deux grandes divisions* dans la série des espèces vénéneuses, suivant l'état d'agrégation qu'elles affectent.

La première division réunit les poisons *solides* ou *liquides*.

La seconde, les poisons *gazeux* ou *répandus en effluves expansifs*.

Cette différence de forme en amène de très-grandes, soit dans le mode d'influence des poisons, soit dans les mesures préventives, soit dans les procédés analytiques ou explorateurs.

Je n'ai pas besoin de dire qu'on n'a guère à s'occuper, en médecine légale, que des poisons solides ou liquides. Mais le cadre toxicologique serait incomplet si l'on n'y gardait une place pour les poisons *gazeux* ou *expansifs* qui intéressent la *médecine politique sanitaire.*

Dans la division des *poisons solides* ou *liquides,* qui embrasse, comme je viens de l'énoncer, toutes les espèces vénéneuses dont la *médecine judiciaire* doit s'occuper, je distribue l'ensemble de ces espèces en deux grandes classes, suivant qu'elles sont d'*origine minérale* et comme telles *non carbonisables,* ou d'*origine organique* et *carbonisables.*

Cette différence d'origine et de nature sur laquelle se fonde la distinction des deux classes est d'autant plus digne d'être notée, qu'elle décide, en général, du plus ou moins d'efficacité que peuvent avoir nos méthodes exploratrices pour saisir et mettre en évidence les causes matérielles de l'empoisonnement.

PREMIÈRE DIVISION.

POISONS SOLIDES OU LIQUIDES.

CLASSE I. — *Poisons minéraux ou non carbonisables.* Ce qui distingue d'une manière saillante les poisons de cette classe, c'est que l'analyse chimique a tant de prise sur eux, que, dans les cas où ils ont été cause d'empoisonnement, on peut espérer d'acquérir une conviction complète, soit positive, soit négative, pourvu que la recherche ait été faite avec habileté et dans des circonstances opportunes.

secondairement. C'est ici surtout que la distinction entre les poisons *chimiques* et les poisons *anti-vitaux* trouverait son application, et pourrait servir à diviser la classe des poisons minéraux en deux groupes, si d'ailleurs il était toujours possible de bien préciser ces deux modes d'action. Mais, il faut en convenir, quelque utile qu'ait été la distinction dont il s'agit pour éclairer la doctrine toxicologique, l'état actuel de la science ne permet pas d'établir une ligne de démarcation bien tranchée entre les poisons minéraux à action chimique et les poisons minéraux à action anti-vitale; d'autant plus que le poison le plus formellement chimique peut manifester une action anti-vitale, si on affaiblit sa densité. Cependant j'ai soin de placer, autant que possible, à la tête de la série, les espèces qui sont évidemment redevables à leur pouvoir chimique de leur plus grande activité vénéneuse. La première classe est ainsi divisée en deux ordres : le premier renfermant les poisons *non métalliques* ; le second consacré aux poisons *métalliques proprement dits* (1).

Dans cette classe de poisons minéraux non car-

---

(1) Parmi les poisons non métalliques, l'auteur range les terres alcalines de l'ancienne chimie, telles que la potasse, la soude, qui sont reconnues aujourd'hui comme formées par l'union de l'oxigène avec de vrais métaux.

(*Note de l'éditeur.*)

bonisables, je subordonne uniquement la distribution des espèces aux caractères chimiques disposés de manière que, de la classe, ils conduisent à l'ordre, de l'ordre aux sections, de la section au genre, du genre à l'espèce, et ainsi de suite. C'est d'ailleurs ce qu'on peut voir sur le tableau placé à la fin de l'ouvrage.

Ainsi dans le premier ordre sont réunis les acides minéraux non métalliques, les corps simples acidifiables qui exercent une action vénéneuse, les alcalis caustiques, les poisons salins à base soluble et à acide non métallique. Dans le second ordre se trouvent les poisons métalliques proprement dits, distribués en XI genres, et qui sont les poisons *mercuriels, arsenicaux, antimoniaux, stannifères, cuivreux, argentifères, zincifères, aurifères, bismuthifères, ferrugineux*; enfin, les poisons *saturnins*, que je mets à la fin de la série à raison de l'action spéciale qu'ils exercent sur l'économie.

En tête des poisons minéraux, je place ce que j'ai nommé les *poisons mécaniques*; mais c'est uniquement pour ne rien négliger de ce qui peut fournir matière aux recherches médico-légales. J'ai déjà dit ce que je pensais de ces prétendus poisons.

Classe II. — *Poisons organiques végétaux ou animaux carbonisables partiellement ou en totalité.* Les poisons organiques sont trop essentiellement distincts des poisons minéraux pour n'en pas être séparés dans un système de classification fondé sur la confiance que doivent inspirer nos moyens chimiques appliqués à la recherche des poisons.

Les poisons organiques ont, en effet, cela de particulier, que ce sont presque toujours les mêmes élémens qui les forment : le *carbone*, l'*oxigène*, l'*hydrogène* et l'*azote*, tantôt réunis tous quatre, tantôt assortis d'une autre manière. En général, ces élémens sont à peu de chose près les mêmes que ceux qui composent les alimens et un grand nombre de médicamens. De là les efforts des anciens pour distinguer par un caractère appréciable ces trois sortes de substances, l'aliment, le médicament, le poison : distinction impossible à établir dans le sens absolu, puisqu'un léger changement dans le nombre et les proportions de ses élémens constitutifs peut dépouiller un poison de ses qualités vénéneuses, et le transformer en matières nutritives ; et réciproquement un aliment peut devenir poison pour peu que sa composition varie. J'ai d'ailleurs dit plusieurs fois que le poison le plus actif n'était plus, à doses ménagées, qu'un médicament salutaire.

Mais le caractère distinctif sur lequel se fonde cette classe, c'est que tous les poisons qui la composent, soumis à une température suffisamment élevée, avec le contact de l'air, se détruisent et disparaissent, laissant peu ou point de résidu ; tandis que, si on les calcine au contact de l'air, on en obtient un résidu noir, charbonneux, et divers produits volatiles.

Cette mobilité de la constitution chimique, qui est le propre des poisons organiques, les rend bien moins accessibles à l'analyse, puisque les épreuves qui auraient pour but de les mettre en évidence n'aboutiraient le plus souvent qu'à les dénaturer. Ajoutons à cela que les analogies de nature qui les rapprochent tant des matières végétales ou animales rejetées par le vomissement ou contenues dans l'estomac, sont un embarras de plus pour les recherches analytiques, par la difficulté de les démêler au milieu de cette association. De tels motifs rendent, comme on le voit, bien difficile et souvent impossible la solution entière du problème médico-légal dans l'empoisonnement par un poison organique.

Supposez même que l'analyse eût plus de prise sur ces poisons, c'est ici surtout qu'elle pourrait souffrir du moindre retard ; l'humidité et la chaleur dénaturent en effet complètement le composé organique, en séparent les élémens, et modifient leurs assortimens : ce sont les effets nécessaires de la putréfaction, et l'on ne pourrait se promettre de les découvrir, comme les poisons minéraux, après un séjour prolongé dans le sein de la terre (1).

----

(1) A cet égard, cependant, je dois le dire parce que l'assertion est encourageante pour les progrès futurs de cette partie de la toxicologie, un grand pas a été fait

Telles sont les différences qui résultent du parallèle entre les poisons organiques végétaux ou animaux et ceux qui appartiennent au règne minéral.

Mais il est, parmi les poisons de cette classe, certains composés qui sont le produit de l'association d'une matière organique et d'une matière inorganique, et qui ne présentent qu'incomplètement les caractères généraux propres aux poisons organiques. Ils servent en quelque sorte de transition entre les poisons de l'une et de l'autre classe. Ces composés ne sont carbonisables que *partiellement*, et ne sont organiques que par un de leurs matériaux; ils laissent, après leur calcination à l'air, un résidu non organique assez abondant. De ce nombre sont, par exemple, le *tartrate de potasse et d'antimoine*, l'*acétate de plomb*, etc. Ce caractère ne pouvait être perdu dans une classification fondée sur les

---

quand on s'est assuré que les produits organiques les plus remarquables par l'énergie de leurs effets sur l'économie vivante, la doivent en général à la présence d'un principe actif caractéristique, jouissant d'affinités assez fortes pour pouvoir agir à la manière des acides et des alcalis. Les lumières que nous avons acquises sur ce point dans un petit nombre d'années, semblent nous promettre que le temps n'est peut-être pas éloigné où l'analyse sera plus puissante pour découvrir un poison végétal ou animal. Le succès de quelques tentatives récentes suffit pour faire entrevoir ce que l'avenir réserve aux perfectionnemens de la science.

analogies et les différences de constitution chimique. Je m'en suis donc servi pour diviser la classe
des poisons organiques en deux ordres distincts.

Le premier ordre est destiné à ceux qui ne sont
carbonisables qu'en partie.

Le second ordre renferme les poisons qui sont
carbonisables en totalité.

Ce second ordre est subdivisé en deux sections :
la première pour les poisons organiques *végétaux*,
la seconde pour les poisons organiques *animaux*.

Mais on a dû pressentir que les caractères chimiques ne peuvent plus être invoqués pour la sub-
division des espèces organiques proprement dites.
Il est bien quelques principes immédiats végétaux qui se prêteraient à ce mode de classification;
mais la nombreuse série des poisons organiques
n'est représentée ainsi, dans l'état actuel de la toxicologie, que par une bien faible minorité. Je re-
prends donc ici, pour le classement des espèces,
le principe de la classification d'après les effets,
et j'admets des poisons végétaux, *âcres, narcotiques*, et *narcotico-âcres*, et des poisons animaux
irritans et *septiques*. En renonçant ici, par nécessité, à subdiviser les poisons organiques d'a-
près leur nature chimique, je n'ôte point à ma
classification les avantages qu'elle peut avoir dans
ses applications à la médecine légale, puisqu'elle
suffit pour les poisons minéraux, qui sont les instrumens les plus ordinaires du crime, et que les
poisons organiques sont ainsi rangés dans l'ordre

le plus utile à la thérapeutique, l'admission de la classe étant fondée cependant sur les différences de nature qui les séparent des poisons carbonisables ~~en totalité~~.

La seconde section des poisons organiques est consacrée aux poisons d'origine animale; on distingue comme espèces :

1° Certaines substances qui, admises dans l'usage médicinal, peuvent devenir à certaines doses des poisons très-actifs : ce sont les *cantharides* (*meloë vesicatorius*).

2° Des matières alimentaires qui causent fréquemment des accidens, soit qu'elles tiennent ces mauvaises qualités de leur nature même, soit qu'elles les doivent à l'influence des saisons sur les animaux qui les fournissent. Les moules et certains poissons donnent souvent lieu à ces sortes d'effets ; et il paraît que certains d'entr'eux ne sont malsains qu'à certaines époques de l'année, ainsi que M. Fodéré a pu s'en assurer dans sa longue pratique.

3° Des alimens ordinaires, mais putréfiés et corrompus, tels que les œufs couvés, qui font naître les affections putrides les plus graves.

4° Enfin, le venin de certains animaux qui s'élabore dans un organe sécréteur particulier, et qui est versé dans les plaies que font leurs dents ou leur aiguillon; quelques-uns sont de la plus active énergie : ce sont ceux des crotales ou serpens à sonnettes, de la vipère, etc. : ceux que fournissent le scorpion, la guêpe, etc., sont en général peu redoutables.

Les poisons animaux sont divisés aussi d'après leurs effets sur l'économie vivante. Si l'on en excepte les *cantharides* et les *moules*, qui peuvent passer pour *irritans*, tous les autres à peu près exercent une action d'un ordre particulier qui a motivé l'admission d'un groupe de poisons *septiques* ou *putréfians* (1).

DEUXIÈME DIVISION.

POISONS GAZEUX OU EXPANSIFS.

J'ai réuni dans la première division les poisons solides et liquides. Les poisons gazeux ou effluves expansifs méritent de former une division à part. Ils ne sont pour le médecin légiste que d'un intérêt secondaire; mais ils sont du ressort de l'hygiène publique qui apprend à se préserver de leur influence. Il peut se faire cependant que le médecin

---

(1) L'empoisonnement par les poisons septiques ou putréfians est peut-être de tous les phénomènes pathologiques celui qui fait le mieux ressortir la distinction du principe d'unité des forces vitales et du principe d'unité morale et intellectuelle : ici le corps entier est en proie à une décomposition intestine tout-à-fait incompatible avec la vie, tandis que les facultés intellectuelles se maintiennent dans leur intégrité et se montrent indépendantes au milieu du désordre vital. (*Note de l'éditeur.*)

soit requis dans certains cas où il n'est question que d'un gaz délétère. Par exemple, un homme est trouvé mort dans une cave, dans un souterrain; l'examen du milieu ambiant pourra quelquefois rendre raison de cet événement. De pareilles investigations doivent cependant être rares.

Cette seconde division renferme trois ordres de poisons gazeux : on y trouve les gaz d'origine *minérale, végétale* et *animale.*

1ᵉʳ Ordre. — *Poisons gazeux d'origine minérale.* Je citerai parmi les principaux :

L'acide carbonique qui forme l'atmosphère de plusieurs lieux, tels que la fameuse grotte du chien, près de Naples, qui se dégage en bulles des eaux acidules, et qui se produit dans un grand nombre d'opérations de l'industrie, entr'autres dans la calcination de la chaux.

L'acide sulfureux qu'exhale le soufre en combustion, et dont on peut constater la présence dans quelques terrains volcaniques.

Enfin, *l'hydrogène carboné,* dont l'emploi pour l'éclairage a causé quelques fâcheux accidens, et qui, par sa présence dans les mines de houille, compromet souvent la vie des mineurs (1).

---

(1) A l'égard de l'azote, je suis de l'avis de FRANK, qui ne le met pas au rang des poisons proprement dits. Ce gaz n'est pas, selon moi, délétère de sa nature; il n'est impropre à la respiration que parce qu'il ne contient

A la suite de ces gaz délétères, je place les émanations dont la fabrication des acides minéraux est une source féconde; celles, en un mot, qui imprègnent l'atmosphère des établissemens où s'élaborent divers produits chimiques vénéneux.

Enfin, il en est qu'on pourrait nommer poisons gazeux métalliques : le mercure en vapeurs décide une maladie que sa *spécificité* a fait nommer maladie mercurielle; les émanations saturnines sont la cause matérielle de la colique des plombiers, etc.

2° Ordre. — *Poisons gazeux d'origine végétale.* Ces poisons, qui ne sont pas des gaz à proprement parler, mais qui mériteraient plutôt le nom de poisons halitueux, peuvent être séparés en deux groupes : 1° émanations aromatiques ou inodores, exhalées surtout pendant la vie de la plante; 2° émanations qui sont le résultat de sa décomposition putride.

Rien n'est mieux connu que la propriété qu'ont certaines odeurs des plantes de produire de fâcheux effets sur certains individus, lors même que ces odeurs sont suaves pour d'autres. La rose, l'œillet, le jasmin, etc., donnent souvent lieu à ces accidens; mais je ne regarde pas ces odeurs comme de véritables poisons, attendu qu'elles ne nuisent qu'à certaines idiosyncrasies.

---

pas d'oxigène qui en est l'aliment essentiel. Le gaz azote me paraît donner la mort de la même manière que la strangulation.

Il n'en est pas de même de l'odeur de quelques plantes vireuses, qui mérite, à plus juste titre, le nom de poison, puisqu'elle réalise les mêmes effets que la plante qui l'exhale. Le pavot, la mandragore sont dans cette catégorie.

Mais certains végétaux laissent transpirer, pour ainsi dire, des effluves moins appréciables à l'odorat et qui sont bien décidemment vénéneux. Tels sont ceux de l'*if*, du *lobelia longiflora*, du *mancenillier* (*hippomane mancinella*), etc. Ces divers effluves ont pu donner la mort aux personnes qui se sont imprudemment endormies sous les arbres d'où ils émanent. Quelques-uns font naître, sur différentes parties du corps, des éruptions pustuleuses plus ou moins graves.

Si je ne dis rien des émanations des végétaux en décomposition, c'est que je les place, sous le rapport de leur mode d'action, au même rang que les miasmes animaux.

3ᵉ Ordre.—*Poisons gazeux d'origine animale.* On ne peut guère noter ici que les miasmes produits dans l'acte de la putréfaction des matières animales. Ils sont la principale source du danger attaché au séjour des hôpitaux, des vaisseaux, des prisons; au voisinage des cimetières, des abbattoirs, des voiries; mais, comme j'ai déjà eu occasion de le dire, les miasmes diffèrent des poisons expansifs proprement dits, en ce qu'ils sont en général l'occasion de maladies épidémiques. Je partage donc le sentiment de METZGER, qui pense que les miasmes des prisons, des hôpitaux, etc., ne doivent pas trouver place parmi les poisons, en médecine légale, attendu, dit-il, que là où il ne peut y avoir suspicion de crime, il ne peut exister non plus de recherches judiciaires; mais je crois que l'analogie des miasmes et des poisons doit être signalée, ne fût-ce que pour leur attribuer la part qu'ils ont pu avoir dans la production de maladies graves et subites, simulant l'empoisonnement (1).

Tel est l'ordre que j'ai toujours suivi, dans mes cours, pour l'exposition des espèces toxiques. Je ne me dissimule pas les imperfections qu'on pourrait lui reprocher; mais c'est de toutes les classifications celle qui me paraît servir le mieux les intérêts de l'enseignement qui m'est confié : j'ai dû l'adopter à ce titre.

---

(1) Il est quelques substances animales aromatiques qui peuvent produire de fâcheux effets sur certaines personnes. On connaît en particulier l'action du *musc* sur les personnes nerveuses; il fait naître chez elles de violentes céphalalgies, et peut même amener la syncope. Mais la source de ces effets dérive plutôt de l'idiosyncrasie de l'individu affecté, que d'une action véritablement toxique.

CINQUIÈME PARTIE.

SÉMÉIOTIQUE
DE L'EMPOISONNEMENT.

LE problème médico-légal de l'empoisonnement peut être ainsi énoncé : *Une présomption d'empoisonnement étant donnée, déterminer si elle est fondée; c'est-à-dire si les accidens ont eu pour cause l'introduction d'un poison dans l'économie.*

Pour changer ces présomptions en certitude, on doit avoir recours à divers ordres d'indices, notamment à la considération des accidens survenus pendant la vie, des désordres organiques constatés après la mort, mais surtout à la recherche de la cause matérielle qui a donné lieu à ces accidens ou amené ces désordres.

L'ensemble des indices que l'on peut invoquer, pour croire à la réalité d'un empoisonnement, forme ce que je nomme *la séméiotique médico-légale de l'empoisonnement*, partie dont l'importance est grave et les difficultés nombreuses.

Avant d'entrer en matière, je dois dire quel est l'ordre que je me propose de suivre dans cette exposition.

A. Je montrerai d'abord quels sont les phénomènes les plus propres à faire naître le soupçon d'empoisonnement, et je tâcherai d'en évaluer l'importance relative. Pour cela, j'aurai à étudier la succession et l'enchaînement des symptômes qui ont caractérisé la maladie attribuée au poison, ainsi que les lésions organiques que l'inspection du cadavre aura permis d'apercevoir.

Après avoir discuté la valeur de ces deux sources de signes, je reconnaîtrai leur incertitude en établissant la génération spontanée dans le corps de certaines substances pernicieuses, et en retraçant la série des maladies naturelles ou spontanées qui, dans leur *marche*, leurs *symptômes* et leurs *résultats*, simulent le mieux les empoisonnemens. Les détails dans lesquels j'entrerai à cet égard, feront ressortir, je l'espère, l'impossibilité d'acquérir la *certitude* d'un empoisonnement, toutes les fois qu'on se borne à rapprocher des indices qui ne peuvent tout au plus suggérer que des présomptions plus ou moins fortes.

B. Je serai donc naturellement amené à conclure que l'histoire naturelle ou l'analyse chimique peuvent seules donner la *preuve* de l'existence matérielle du poison. Mais je me contenterai de poser quelques principes généraux qui doivent présider à ce genre de recherches, renvoyant, pour les détails, aux traités spéciaux où l'histoire de chaque substance vénéneuse est complétée par l'énumération des procédés et des moyens propres à en déceler la présence.

C. Dans les cas, malheureusement trop nombreux, où l'analyse est impuissante pour donner les éclaircissemens qu'on en attend, on a voulu y suppléer en fesant prendre à des animaux les matières suspectes, ou celles que le malade a rendues. Il est indispensable de savoir à quoi s'en tenir sur ce genre d'exploration, et je tâcherai d'en apprécier la valeur.

Il est un autre genre d'indices qui paraît pouvoir compenser le silence de l'analyse. Je veux parler de la coïncidence des signes d'empoisonnement chez plusieurs individus qui ont mangé les mêmes substances. Je citerai des faits qui serviront à déterminer le degré de confiance que méritent ees indices.

D. Enfin, cette partie de mon travail me semblerait incomplète, si je n'examinais rapidement jusqu'à quel point les *preuves morales* de l'empoisonnement peuvent remplacer les *preuves physiques*. J'espère exposer sur ce point, très-diversement débattu, les seules données qui peuvent servir de base à la discussion, et diriger l'expert dans la rédaction des rapports.

CHAPITRE PREMIER.

DES SIGNES D'EMPOISONNEMENT TIRÉS DES SYMPTÔMES
ET DES LÉSIONS ORGANIQUES.

I. Pendant les siècles qui précédèrent la naissance de la chimie, et lorsque l'art de l'analyse n'avait à sa disposition que des procédés imparfaits, on fut réduit à juger de la réalité d'un empoisonnement d'après la marche qu'affectent ces phénomènes morbides, et d'après les lésions organiques que l'on découvrait après la mort.

Cependant, à mesure que l'observation attentive des maladies a fait des progrès, à mesure que l'on a su tirer un meilleur parti des recherches d'anatomie pathologique, on s'est convaincu qu'il y avait un certain nombre de maladies naturelles ou *spontanées* qui, soit par leurs symptômes, soit par les désordres organiques qu'elles entraînent, simulent de si près les maladies produites par des poisons venus du dehors, qu'il est aisé de s'y méprendre.

Dès lors on a dû sentir la nécessité d'être très-prudent lorsqu'il s'agit de décider s'il y a eu un véritable empoisonnement ; et cette circonspection est devenue d'autant plus impérieuse, qu'on a pu exiger de l'analyse des méthodes plus efficaces pour découvrir de faibles traces des poisons les plus généralement employés.

Hoffmann avait déjà compris tout le danger des décisions trop précipitées, lorsqu'il avait tracé les difficultés et les illusions dont s'entourent ces sortes de jugemens, dans sa dissertation *de cautâ et circumspectâ veneni dati accusatione* (1).

En effet, plus on étudie ce sujet, plus on trouve de raisons de se convaincre que la considération seule des symptômes et des lésions cadavériques ne peut fournir qu'une réunion de probabilités qui n'équivaudront jamais à une démonstration, et qu'on ne peut regarder la réalité d'un empoisonnement comme certaine que lorsqu'on a trouvé des traces matérielles du poison, si cependant on ne peut supposer que l'introduction du poison trouvé ait eu lieu après la mort. On peut même dire que, dans l'état actuel de la science, ce sentiment est partagé et défendu par les savans qui se sont livrés avec le plus de soin à l'étude des empoisonnemens, et qui ont le mieux pesé les données sur lesquelles on peut fonder son opinion.

Telle était la manière de voir de Morgagni. Quoiqu'il apprécie l'importance de certains indices tirés des symptômes et des lésions organiques, tels que la manifestation subite des accidens, les angoisses, la cardialgie, une mort prompte, l'érosion de l'estomac et même de l'œsophage, *la*

---

(1) Hoffmanni *operum omn. supplement.*, tom. II, p. 774.

chose, dit-il, *ne sera certaine que lorsqu'on trouvera le poison lui-même* (1).

PLENCK va bien plus loin encore. Non-seulement il invoque l'apparition brusque des phénomènes morbides, une mort prompte suivie de près par la putréfaction, le météorisme du ventre, ses taches livides, la séparation ou abrasion de la tunique muqueuse de l'estomac (signe auquel d'autres toxicologues ont attaché tant d'importance); mais encore il suppose qu'on découvre dans l'estomac des matières suspectes, que les animaux auxquels on les fait avaler éprouvent des accidens semblables à ceux qu'on avait observés, et succombent même : *Eh bien!* dit-il, *tous ces signes sont insuffisans pour faire naître la conviction, si on ne trouve le poison dans l'estomac* (2).

M. ORFILA et la plupart des toxicologues modernes ont proclamé hautement l'insuffisance des signes uniquement dérivés des symptômes et des lésions anatomiques. « Le médecin ne peut affirmer, » dit M. ORFILA, qu'un individu chez lequel on a » observé des symptômes et des lésions de tissu » semblables à ceux que déterminent les subs- » tances vénéneuses, a été empoisonné, qu'autant » qu'il est parvenu à démontrer l'existence du » poison (3). »

____

(1) Ouv. cit., tom. IX, p. 368.
(2) PLENCK, toxicol., p. 13-14.
(3) Leçons fesant partie du cours de médecine légale, p. 360 (1821).

II. Je ne dois point taire cependant qu'il est quelques médecins qui soutiennent que, pour *affirmer* qu'un homme a été empoisonné, il suffit quelquefois de la seule considération des symptômes et des lésions. Une telle opinion leur est suggérée, sans doute, par la crainte louable de voir de véritables empoisonnemens échapper aux procédés de la chimie, soit à cause de la nature du poison, soit parce qu'on n'aura pu disposer de la matière qui est censée en contenir; ils voudraient que, dans aucun cas, l'impunité ne pût être un encouragement au crime.

Quelque respectable que soit ce principe de morale, il en est, je crois, un autre qu'on doit mettre au-dessus : c'est qu'*il vaut mieux que cent coupables se sauvent, que si l'on fesait périr un seul innocent*; et c'est à quoi l'on s'exposerait en donnant comme certain ce qui peut bien ne pas l'être. S'il est une circonstance où l'on doive peser la force des preuves, n'est-ce pas lorsqu'il s'agit de décider de ce que les hommes ont de plus cher : de la liberté, de la vie, de l'honneur?

Le sentiment qui admet qu'on peut acquérir la certitude d'un empoisonnement en suivant pas à pas l'enchaînement des symptômes et des désordres survenus, était celui d'un auteur qui fait trop autorité en médecine légale, pour qu'il ne soit pas nécessaire de prémunir l'esprit des jeunes médecins contre l'influence d'un tel suffrage. Quelque déférence qu'on ait d'ailleurs pour les opinions d'un homme, c'est un des cas où la conscience fait un devoir d'observer le vieil adage : *amicus Plato, sed magis amica veritas.*

Lorsqu'on ne peut établir la présence d'un poison, M. FODÉRÉ puise ses preuves de l'empoisonnement dans le concours des trois indices suivans, que le médecin aura recueillis : 1° les symptômes morbides; 2° les lésions cadavériques; 3° les circonstances morales (1).

Si je parviens à démontrer : 1° que la considération des symptômes peut être une source d'illusions, attendu que des maladies nées spontanément offrent des symptômes tout-à-fait analogues à ceux qu'un poison aurait décidés; 2° qu'il n'est point, dans les empoisonnemens, de désordre anatomique qu'on ne puisse retrouver après des maladies spontanées ; 3° enfin, que les circonstances morales ne pouvant jamais être du ressort du médecin légiste, il ne peut attacher, par leur moyen, aux considérations purement médicales, une certitude qui leur manque : il me semble qu'il faudra bien en conclure que le système de M. FODÉRÉ n'est point admissible, et que le médecin, interrogé par la justice, ne peut donner une réponse affirmative que lorsqu'il a découvert le poison en nature.

Cependant, avant d'examiner ces trois ordres de considérations, je dois dire que cette opinion

____

(1) Méd. lég., t. IV, p. 288.

n'est pas tellement arrêtée dans l'esprit de M. Fodéré lui-même, qu'il ne laisse échapper dans plusieurs circonstances l'aveu de son insuffisance.

« Depuis ma première édition, dit-il, l'expé-
» rience m'a encore plus convaincu de la difficulté
» de juger de prime-abord des cas d'empoisonne-
» ment. J'ai vu plusieurs exemples qui les simu-
» laient parfaitement et qui n'étaient rien moins
» que cela (1). »

« Des accidens graves, ajoute-t-il ailleurs, se
» manifestant subitement à la suite de l'ingestion
» d'un liquide ou d'un aliment, ne prouvent un
» empoisonnement que quand ils coïncident avec
» la découverte du matériel du crime, ou avec les
» traces d'empoisonnement sur le cadavre ; *encore*
» *ces dernières, considérées seules, sont extrêmement*
» *infidèles* (2). »

Mon intention n'est pas de discuter des autorités ; je vais m'appuyer sur des faits qui me permettront d'évaluer le degré d'importance des signes que peuvent fournir en général les symptômes et les lésions organiques, lorsqu'il s'agit de décider si un empoisonnement a eu lieu. J'examinerai plus tard la part que l'on doit faire aux circonstances morales.

III. Parmi les indices qui peuvent faire présumer un empoisonnement, le premier est, sans contre-

---

(1) Méd. lég., introd., p. lj.
(2) *Ibid.*, t. III, p. 439.

dit, la brusque apparition de certains accidens graves qui surviennent à la suite de l'ingestion de certaines matières, et ne peuvent être attribués à aucune autre cause appréciable. «*Symptomata sine* » *causâ advenientia*, disait CARDAN, *venenum assump-* » *tum indicant* (1). »

Lorsqu'on voit un homme qui, jouissant de la plénitude de sa santé, prend un aliment, une boisson, un médicament, et éprouve peu après des maux d'estomac, des coliques accompagnées de vomissemens, des vertiges, des spasmes, des horripilations, de l'assoupissement, etc.; si l'on voit le ventre se gonfler et devenir douloureux, un sentiment d'ardeur pénible s'étendre depuis la bouche jusqu'à l'estomac; si le malade accuse dans les matières qu'il a avalées ou vomies, une odeur ou un goût désagréables; si, d'ailleurs, on aperçoit, parmi les substances rejetées, quelques traces de matières étrangères d'un aspect insolite, et que la nature des alimens, des boissons ou des médicamens dont on a fait usage, ainsi que l'absence de toute maladie régnante, ne puissent donner l'explication de ces divers accidens, on est assez généralement porté à les attribuer à un empoisonnement. Mais ce n'est là encore qu'un indice bien léger qui, pour devenir plus consistant, exige ou qu'on reconnaisse parmi les matières étrangères

---

(1) CARDANUS, *de venenis, lib. II, cap. IV.*

aperçues quelque agent délétère, ou que l'ensemble des symptômes survenus représente, avec une certaine fidélité, les traits caractéristiques dont s'accompagne l'effet d'un poison donné. Alors, plus on trouvera de conformité entre les phénomènes qui se sont manifestés et ceux que l'observation assigne à tel ou tel genre d'empoisonnement, plus on verra s'accroître le nombre des probabilités en faveur d'une cause de cet ordre. Alors encore, plus le mode d'influence du poison qu'on soupçonne montrera une physionomie propre et distincte, plus aussi les présomptions d'identité auront de force. Ainsi, toutes choses restant d'ailleurs égales, un empoisonnement par les *narcotiques* sera d'une détermination moins incertaine que s'il était l'ouvrage d'une autre classe de poisons.

C'est pour aplanir les difficultés inhérentes à ce genre d'élucidation, qu'on a eu l'idée de classer d'une manière générale les effets des poisons, et de noter ce qu'ils peuvent offrir de commun et de distinctif dans chaque classe. Mais j'ai déjà prouvé plusieurs fois que cette distinction des poisons était bien éloignée de rendre tous les services qu'on croyait pouvoir exiger d'elle, du moins d'une manière assez décisive pour produire la certitude. Ce n'est pas cependant que le médecin ne puisse tirer un grand parti de la considération attentive des symptômes. Les différences qu'il peut constater sont, dans quelques cas, assez saillantes pour faire naître de *fortes présomptions* sur la réalité et même sur le caractère particulier de l'empoisonnement. Or, le médecin légiste ne doit négliger rien de ce qui peut éclairer un sujet aussi difficile et lui être de quelque secours dans ses recherches.

Qu'on n'aille donc pas croire qu'il soit dans ma pensée de détourner d'une étude aussi utile, je dirai même aussi essentielle. Si je m'applique à faire ressortir les incertitudes qui proviennent de l'état actuel de la science, c'est uniquement dans la vue de prévenir les erreurs auxquelles entraînent bien souvent l'exagération et l'abus d'une vérité.

Je ne doute point, en effet, que de simples présomptions qu'on a pu fortifier sur plusieurs points ne soient d'une grande utilité.

Plus on aura, par exemple, de raisons de suspecter l'intervention d'un poison irritant ou corrosif, plus on sera porté à rechercher les traces matérielles du poison que l'on sait être déterminable par l'analyse.

Je suppose encore que le médecin légiste parvienne à réunir les plus fortes probabilités d'un empoisonnement par les narcotiques et se prononce d'après cette idée, mais avec les restrictions convenables : s'il vient à être prouvé dans les débats que le prévenu a eu à sa disposition de l'opium ou de l'acétate de morphine dont il ne pourra justifier l'usage, et que toutes les preuves morales déposent contre lui, ces diverses données ne concourront-elles pas à mettre le crime en évidence ?

Pour que les effets qu'on a observés puissent

être attribués à un poison de telle ou telle classe, il est encore de rigueur que ces classes soient circonscrites de telle manière, que leurs effets respectifs ne puissent pas être trop facilement confondus. J'ai dit dans une autre occasion que la classe des poisons âcres n'est pas assez nettement distinguée de celle des poisons irritans ; les effets des poisons septiques sont aussi d'une détermination bien vague. On ne peut guère établir de distinction bien tranchée que dans les actions des poisons *irritans, narcotiques* et *narcotico-âcres* ; encore ces derniers sont-ils plus variables dans leurs effets que les autres.

Lorsque, par les symptômes qui se succèdent pendant la vie, on pourra soupçonner l'emploi d'un poison irritant, narcotique ou narcotico-âcre, la présomption sera d'autant plus forte, que l'ensemble des phénomènes ressemblera mieux à ceux qui sont l'effet ordinaire de chacun de ces poisons, sans qu'on puisse attribuer les accidens à une détermination spontanée de la nature, et que les résultats de l'autopsie pourront mieux confirmer ces premiers indices.

IV. On peut retirer, en effet, de l'ouverture des cadavres, d'utiles lumières lorsque les lésions observées sont en rapport avec le caractère des symptômes. Il faut même dire que ce sont les seuls indices qu'on puisse invoquer dans un grand nombre de cas où l'on est appelé à juger, par l'inspection seule d'un cadavre, s'il y a eu empoisonnement.

Les poisons irritans décident, comme je l'ai déjà dit, des phlogoses plus ou moins intenses sur les organes qui en ont reçu immédiatement l'application, et ces lésions de degré si variable s'annoncent par des rougeurs plus ou moins vives, des taches gangréneuses, des escarres, des ulcérations, des perforations, etc. Quelquefois les traces d'inflammation se montrent dans la bouche, le long de l'œsophage, dans l'estomac et dans toute l'étendue du tube digestif. Le tissu des organes peut être épaissi, racorni, ramolli et comme dissous.

Les narcotiques ne s'accompagnent pas de désordres anatomiques aussi saillans ; rarement ils laissent dans les organes digestifs des traces de leur passage. Assez souvent les poumons offrent des taches livides et même noires, un tissu plus dense et moins crépitant ; mais il faut dire que ces lésions se présentent aussi à la suite de l'action des irritans et des narcotico-âcres. Ce que quelques auteurs ont dit de la fluidité du sang, de la flexibilité des membres, de la rapide putréfaction du cadavre, de l'apparition de plaques rouges ou violettes sur la peau, ne se reproduit pas avec assez de constance pour mériter d'être compris dans le signalement. L'on peut avancer, d'après cela, que si la marche et le caractère des symptômes morbides sont un indice d'une grande valeur dans l'empoisonnement par les narcotiques, comme j'en ai déjà fait la remarque, il n'est, en revanche, sur le cadavre, rien qui puisse attester l'action de ces poisons d'une manière un peu précise.

On n'est pas mieux servi par les signes caractéristiques quand il s'agit des effets provenant de l'action des narcotico-âcres. S'ils laissent des traces d'inflammation, il est facile de les confondre avec les effets des poisons irritans, lorsqu'elles sont isolées ; et quant aux affections du système nerveux, elles ne laissent le plus souvent après elles, sur le cadavre, aucun indice matériel qui permette de leur assigner pour cause les poisons dont je m'occupe.

En esquissant les principaux traits auxquels on peut reconnaître l'action des trois classes de poisons qui se dessinent le mieux par les symptômes et les lésions organiques qui suivent leur ingestion, j'ai voulu en venir à résoudre la question de savoir jusqu'à quel point ces divers phénomènes appartiennent assez exclusivement à ces poisons pour autoriser le médecin légiste à leur rapporter les effets présumés d'un empoisonnement.

Or, je vais citer des faits qui prouvent que, dans une foule de circonstances, des matières délétères, en tout comparables aux poisons par leur influence sur l'économie vivante, se développent, dans le corps de l'homme, *spontanément* ou par les seules forces de la nature, et entraînent toutes les conséquences d'un empoisonnement par un poison venu du dehors.

CHAPITRE DEUXIÈME.

DES ALTÉRATIONS QUE SUBISSENT SPONTANÉMENT LES LI-
QUIDES VIVANS, ET PAR SUITE DESQUELLES ILS ACQUIÈ-
RENT LA FACULTÉ D'AGIR COMME DE VRAIS POISONS.

I. Quoi qu'en disent les *solidistes*, les humeurs ou liquides du corps vivant peuvent éprouver, au milieu de certaines circonstances dont les véritables conditions nous sont inconnues, un changement de nature qui modifie leurs qualités et les rend propres à produire, sur les parties vivantes, des effets insolites qui simulent parfois ceux des poisons les plus énergiques. Ces altérations, que la vie réalise de toutes pièces, constituent ce qu'on pourrait appeler, avec les anciens, des *acrimonies*, si l'on ne craignait de blesser quelques oreilles délicates. Leur existence, attestée par les faits les plus décisifs, est aujourd'hui reconnue par des médecins qui seraient toujours restés incrédules, s'ils n'avaient été eux-mêmes témoins de phénomènes de ce genre tout-à-fait incontestables.

Le lait d'une nourrice qui se livre à un violent accès de colère ou de jalousie ne se change-t-il pas instantanément en un liquide tout différent qui est un véritable poison pour son nourrisson? Et ce qui se passe sur une humeur excrémento-récrémentitielle, ne peut-il avoir lieu également dans l'intérieur même de l'économie? Par exemple, la bile, qui, de tous les liquides vivans, paraît être la plus sujette à ces transformations, ne pourra-t-elle produire toutes les apparences d'un empoisonnement lorsqu'elle sera versée dans les premières voies avec des qualités nouvelles? Cette conjecture pourrait être appuyée de faits nombreux (1).

---

(1) Le *zanduco* est un insecte de l'Amérique méridionale très-incommode. Lorsqu'il se fixe sur la peau pour sucer, il tient les deux jambes postérieures en l'air, et on peut lui toucher les ailes sans qu'il se dérange. Si on le laisse sucer jusqu'à satiété sans le troubler, on n'éprouve ni douleur, ni enflure. M. de HUMBOLDT, qui a répété souvent l'expérience, se demande si l'insecte ne dépose la liqueur excitante qu'alors qu'il s'envole si on le chasse, ou s'il repompe la liqueur lorsqu'on le laisse sucer tant qu'il veut. Il incline pour ce dernier sentiment. Il se fonde sur ce que, dans la piqûre du *culex cyanopterus*, la douleur, très-forte au début, diminue à mesure que l'insecte continue de pomper. (Bib. univ., tom. XVIII, p. 127.)

L'explication de M. de HUMBOLDT est ingénieuse. Mais ne serait-il pas possible aussi que la *colère* de l'insecte que l'on chasse donnât des qualités perverses à la liqueur qu'il répand? Je n'affirme point qu'il en soit ainsi; mais j'ai du penchant à adopter cette interprétation, étayée par un grand nombre de faits analogues. Il a été reconnu que la salive de tout animal *irrité* pouvait devenir *virulente*. On a vu des nourrices atteintes d'hydrophobie pour avoir été mordues par leurs nourrissons, saisis d'un accès de colère. La morsure d'un chien bien portant, mais vivement irrité, a suffi pour développer la rage sur d'autres chiens et sur l'homme même. De pareils faits ne sont pas aussi rares qu'on pourrait le croire.   (*Note de l'éditeur.*)

M. Andral fils a observé que la bile, qui n'est souvent pas altérée bien que le foie soit malade, l'est quelquefois d'une manière notable sans qu'on puisse apercevoir aucun désordre dans son organe sécréteur. Certaines biles, ajoute-t-il, appliquées sur la peau, déterminent l'inflammation de cette membrane. Il en est qui, placées dans le tissu cellulaire, y agissent comme de vrais poisons (1).

Tous les médecins connaissent l'observation que Morgagni rapporte d'après Cigognini, habile chirurgien de Forli. Il y est question du fils d'un peintre de cette ville, qui, exténué par une fièvre lente, et étant mort dans de violentes convulsions, avait, dans la cavité de l'estomac, une grande quantité de bile ærugineuse, remarquable par son âcreté et ses propriétés délétères. Elle communiquait une teinte violette à la lame du scalpel : deux pigeons que l'on piqua avec la pointe de cet instrument, moururent promptement au milieu des tremblemens et des convulsions. On fit prendre

____

(1) Journ. de chim. méd.; 1827, p. 30. — On peut consulter avec fruit sur ce sujet la dissertation d'Hoffmann, qui a pour titre : *de bile medicina et* veneno *corporis*. (Tom. IV, part. 2, p. 151.)

Galien avait déjà reconnu que les mêmes affections peuvent être décidées, et par l'ingestion d'un poison mortel, et par la *corruption* dont les matériaux et les instrumens sont dans le corps lui-même, et qui peut être assez forte pour égaler l'activité d'un vrai poison. (*Lib.* 6, *de loc. aff.*, *cap.* 5.)

à un coq un peu de mie de pain mélangée avec ce liquide, et l'animal mourut (1).

M. Chaussier assure que, dans la pratique journalière, on trouve grand nombre de faits analogues (2). Aussi, lorsqu'il signale les causes des érosions *spontanées* de l'estomac, tout en reconnaissant que leur cause première est dans une *irritation spéciale* des solides, il tient compte aussi de l'influence que peuvent exercer les sucs sécrétés par ce viscère irrité, et qui acquièrent consécutivement une faculté comme dissolvante.

M. Orfila a reconnu une saveur très-âcre à la matière résineuse de la bile, chez un individu mort d'une fièvre *mali moris*. « Il suffisait, dit-il, d'en » mettre un atome sur les lèvres pour faire naître » des ampoules excessivement douloureuses (3). »

Kerkringius raconte, dans les éphémérides d'Allemagne, plusieurs histoires de maladies dans lesquelles il s'était développé spontanément dans l'estomac un acide acrimonieux et corrosif dont l'activité pouvait être comparée à celle de l'*eau-forte*. D'autres auteurs en avaient cité divers cas. D'après eux, les parois de l'estomac avaient été tellement corrodées, qu'elles avaient acquis la consistance comme pulpeuse du papier mouillé (4).

---

(1) Ouv. cit., tom. IX, p. 558.
(2) Recueil de mém., etc., p. 158.
(3) Voy. clin. méd. de M. Andral, p. 406.
(4) Tartra, ouv. cit., p. 258.

On sait depuis long-temps que, dans certaines circonstances, les sucs qui affluent dans l'estomac deviennent fortement acides. On avait cru que ces acides étaient de nature organique, comparables à l'acide acétique et provenant d'alimens mal digérés ; mais il a été mis hors de doute, par MM. PROUT, CHILDREN et autres, que, du moins dans les cas qu'ils ont examinés, c'était de l'acide hydrochlorique qui se montrait à nu dans les liquides provenant de l'estomac (1). Il n'est donc pas étonnant que ceux-ci, rejetés par le vomissement, fassent effervescence avec les carbonates, et simulent un poison acide, tandis qu'il ne s'agira bien souvent que de cet acide hydrochlorique produit d'une génération spontanée.

Le professeur ANGELI cite l'observation d'un homme qui, ayant perdu le petit orteil par suite d'une gangrène, fournissait alternativement par la plaie ou avec sa salive une quantité assez notable d'hydrochlorate de soude, à tel point qu'il put en recueillir plus de trois livres par la première voie, et plus de deux livres par la seconde (2). Le même professeur rappelle, à ce propos, un certain nombre d'observations analogues, recueillies par MORGAGNI, MALPIGHI, MOSCATI, ALEMANNI, etc., concernant des sueurs ou autres excrétions abondam-

---

(1) Rev. méd. ; Décembre 1824, p. 454.
(2) Rev. méd. ; 4ᵐᵉ liv., p. 124.

ment chargées de matières salines plus ou moins âcres, surtout dans les cas de maladies herpétiques.

BARTHEZ parle d'un malade dont la sueur des pieds corrodait chaque jour les bas, et DORINGIUS avait vu le sang d'un scorbutique corroder les linges sur lesquels il se répandait dans les épistaxis auxquels cet individu était sujet (1).

Dans sa dissertation sur l'érosion, soutenue sous la présidence de M. CHAUSSIER, M. MORIN rapporte qu'à diverses reprises on a vu les linges qu'on appliquait sur certains ulcères tellement altérés et corrodés, qu'ils tombaient en lambeaux au plus léger effort, et se réduisaient en une espèce de pulpe. Voilà, certes, une humeur bien corrosive et qu'on ne serait pas surpris de voir agir comme un poison énergique.

II. Il n'est pas sans intérêt de remarquer que ces élaborations vitales qui donnent à certaines matières des qualités vénéneuses, peuvent également produire de toutes pièces des agens semblables aux *virus contagieux* qu'on s'habitue à regarder comme les principes nécessaires de la transmission de certaines maladies contagieuses, et que par conséquent celles-ci peuvent naître *spontanément*. Nouvel argument en faveur de la vérité que je cherche à établir, savoir : que la nature peut, par ses seules forces, faire éclore dans le corps vivant des agens

---

(1) Traité des mal. goutt., tom. II, p. 17.

qui se comportent à l'instar des substances délétères venues du dehors.

Ainsi on a vu des affections syphilitiques se déclarer d'une manière spontanée dans certaines localités. Telle est, sans doute, la variété de syphilis décrite par le professeur ZECCHINELLI, de Padoue, sous le nom de *falcadina*, parce qu'elle règne depuis long-temps au village de Falcade (1).

L'*hydrophobie* n'est-elle pas spontanée chez les chiens, et n'a-t-elle pas été observée également chez l'homme avec tous ses caractères, sans qu'on pût en accuser la transmission préalable du *virus rabique ?*

Les faits que je viens de citer démontrent, d'une manière incontestable, qu'il peut se développer *spontanément,* dans l'économie vivante, des produits délétères qui agissent comme des poisons externes ; et la conséquence de cette vérité, c'est que des accidens peuvent survenir avec toutes les apparences d'un empoisonnement qui seront cependant l'ouvrage de causes intérieures.

Je suis donc naturellement conduit à m'occuper des maladies qui, produites par les seules forces de la vie, ressemblent tellement à un empoisonnement, soit par leur brusque apparition, soit par l'enchaînement de leurs symptômes, soit par les lésions organiques que l'on constate après la mort,

-----

(1) Rev. méd. ; 4ᵐᵉ liv., p. 114.

qu'on serait tenté de les attribuer à l'introduction d'un poison, si le médecin légiste, prévenu de ces ressemblances, ne se tenait en garde contre de telles illusions, en s'exerçant à observer les différences qui peuvent se présenter dans ces circonstances embarrassantes.

CHAPITRE TROISIÈME.

DES MALADIES QUI SIMULENT L'EMPOISONNEMENT PAR LEURS SYMPTÔMES ET LES LÉSIONS QU'ELLES PRODUISENT.

I. Les maladies qu'il est le plus facile de confondre avec celles qui sont le résultat d'un empoisonnement, sont en général celles dont l'invasion peut être subite, et qui atteignent plus spécialement les organes digestifs, de telle manière qu'elles amènent des douleurs abdominales, des vomissemens, des déjections alvines, et qu'elles produisent des inflammations plus ou moins fortes et des gangrènes ou érosions plus ou moins étendues dans les premières voies.

Au nombre des maladies qui affectent ces caractères, on doit compter surtout le choléra-morbus ou trousse-galant, le mélœna ou maladie noire, l'iléus ou colique du *miserere*, la gastrite aiguë, la hernie étranglée, la péritonite, la dysenterie, les fièvres ardentes ou bilieuses, fièvres adynamiques et fièvres pestilentielles, les affections vermineuses, les métastases goutteuses, rhumatiques, herpétiques, se fesant sur un organe essentiel, les maladies éruptives ou à exanthème, etc.

Dans ces cas, le médecin légiste trouvera des données pour éclairer son jugement, dans la considération du tempérament de l'individu, de son idiosyncrasie, de son régime habituel, de ses répugnances, de ses maladies les plus ordinaires, de celles auxquelles ses parens furent le plus sujets, de ses affections morales, enfin, de tous les anamnestiques qui peuvent avoir exercé quelque influence sur sa santé, mais surtout des circonstances qui ont précédé les accidens, etc. Je n'ai pas besoin de dire que l'existence d'une maladie régnante peut offrir des indices très-propres à éclairer le diagnostic.

Je suppose, par exemple, qu'un homme, après avoir fait un bon repas, apprenne une mauvaise nouvelle, ou bien qu'il éprouve quelque affection de l'âme un peu vive, telle qu'un accès violent de colère ou de jalousie, etc. : ne pourra-t-il pas arriver qu'à l'instant même ou bientôt après, l'estomac, où vont retentir de préférence les effets des grandes passions, soit troublé dans ses fonctions, ce qui donnera lieu à des vomissemens copieux et des déjections alvines abondantes, à des douleurs vives, des spasmes; accidens graves qui feraient croire à un empoisonnement, si l'on ignorait la cause morale qui en a été le principe ?

Ces mêmes accidens pourraient avoir été provoqués à la suite de l'ingestion de certains alimens indigestes par eux-mêmes ou seulement à cause de quelque antipathie du sujet. La connaissance des qualités de ces alimens ou de ces antipathies qui en rendent l'usage funeste, est indispensable pour écarter l'idée du poison.

J'ai cité, dans une autre occasion, l'observation d'un soldat qui mourut empoisonné par quelques parcelles de fromage que ses camarades lui firent avaler pendant son sommeil, pour éprouver jusqu'où il poussait sa répugnance pour cet aliment.

M. Fodéré a vu une châtaigne rôtie, qui avait été avalée tout entière, produire toutes les apparences d'un empoisonnement, jusqu'à ôter la parole (1). Les malades que ce médecin voyait aux Martigues, dont la population est toute composée de pêcheurs, lui témoignèrent toujours une répugnance invincible pour les bouillons de viande, qui ne leur permettait pas d'en supporter l'usage (2).

Je n'ai pas besoin de faire ressortir tout le parti que le médecin légiste peut tirer de ces considérations.

II. Sans doute il est peu de maladies qui simulent d'aussi près un empoisonnement par les poisons irritans que le *choléra morbus* ou *trousse-galant*. Tout semble se réunir pour produire l'illusion : manifestation brusque des phénomènes mor-

---

(1) **Méd. lég.**, tom. IV, p. 290.
(2) *Ibid.*

bides à la suite des repas, violentes épigastralgies, vomissemens énormes, déjections alvines abondantes, affaissement des traits du visage, effrayante résolution des forces, suivie de la mort peu d'heures après, et, sur le cadavre, traces d'inflammation ou de gangrène dans les voies gastriques. Je demande si la considération seule des symptômes ou des lésions de tissu, n'est pas toute en faveur de l'existence d'un empoisonnement.

Mais voyez si la saison est propice à la génération spontanée du choléra ; si le malade en a été atteint d'autres fois ; s'il a commis quelque écart de régime qui ait pu en favoriser le développement ; si cette maladie ne règne pas épidémiquement ; si on ne peut la rattacher à la disparition peu éloignée d'un exanthème ou d'une éruption herpétique : observez ensuite s'il y a de la fièvre qui n'accompagne guère le choléra légitime ; enfin, si le vomissement de matières muqueuses, séreuses et bilieuses ne devient pas sanguinolent, ce qui n'arrive guère que dans le faux choléra produit par des poisons irritans ou corrosifs ; et vous trouverez le plus souvent, dans l'ensemble de ces données, les éclaircissemens nécessaires pour dissiper vos doutes.

Baillou a vu mourir plusieurs individus de la manière la plus prompte, au milieu de douleurs abdominales atroces avec entortillement des intestins, ballonnement du ventre, et quelquefois même déchirement des membranes gastro-intestinales. Cette effrayante maladie lui parut être analogue au choléra, aux excrétions près, et constituer ce qu'HIPPOCRATE et GALIEN avaient nommé *choléra sec* (1). La méprise ne serait-elle pas des plus faciles, dans ces cas, si on n'explorait attentivement la nature et l'influence des causes probables ?

Il est une autre affection qui simule par plusieurs caractères les résultats de l'ingestion d'un poison. Je veux parler du *mélœna* ou *maladie noire* que certains médecins modernes ne distinguent pas assez bien, selon moi, de l'*hématémèse*, et que je serais porté à regarder plutôt comme la suite d'une altération plus ou moins profonde des sucs biliaires, correspondant à ce que les anciens avaient appelé *atrabile* ou *bile noire*. Certes, on croira bien retrouver tous les phénomènes d'un empoisonnement lorsqu'on verra l'éjection par haut ou par bas d'une matière noire, précédée ou suivie de vives douleurs aux hypocondres, de refroidissement des pieds et des mains, de contractions spasmodiques de l'estomac, de vertiges, d'éblouissemens, de syncopes, etc. Mais la recherche des causes, dirigée avec sagacité, pourra fournir quelques renseignemens utiles.

On sait avec quelle promptitude se déclare ordinairement l'*iléus*, ou colique nerveuse dite du *miserere* : la forme et la gravité des accidens qui en résultent peuvent aisément la faire confondre avec un empoisonnement par les irritans. Mais si

---

(1) BAILLOU, œuv., tom. II, p. 244.

l'on a égard au siége des douleurs que le malade rapporte à la région ombilicale et au trajet du colon ; si l'on examine avec attention la matière du vomissement, qui contient non-seulement des mucosités, des substances alimentaires, des sucs biliaires, mais encore des matières stercorales ; si l'on tient compte de l'absence des évacuations alvines et de la persistance de la constipation ; si, enfin, on prend en considération que lorsque l'individu succombe à l'iléus légitime, ou bien l'on ne découvre aucun vestige de lésion organique, ou bien on n'en trouve que bien avant dans le tube intestinal, tandis que rien de semblable ne se présente dans l'estomac et les premières portions de ce tube, on sera amené à reconnaître que l'intervention du poison ne peut être supposée.

Parmi les maladies les plus propres à faire naître l'idée d'un empoisonnement, on devrait compter la *hernie intestinale étranglée*, si d'ailleurs on ne trouvait, dans le rapprochement des symptômes, les moyens d'établir avec précision le véritable diagnostic de cette terrible maladie. On puisera ces éclaircissemens dans l'existence même d'une hernie et les changemens que la tumeur aura subis ; dans l'origine ou le point de départ de la douleur, qui, prenant naissance à la partie étranglée, se propage de là dans le reste de l'abdomen ; dans le sentiment de traction douloureuse que le malade accuse sur ce point ; dans l'aspect et la nature des matières vomies qui afflueront de toutes les par-

ties supérieures à l'étranglement ; dans la persévérance de la constipation ; enfin, dans la position
même des parties gangrenées qui répondront principalement à celles de la hernie, etc. A cette réunion de caractères, les présomptions d'empoisonnement s'effaceront complètement.

Il est un grand nombre de causes qui peuvent
engendrer une gastrite mortelle offrant toutes les
allures d'un empoisonnement, mais dont on peut
apprécier le mode d'influence par un examen attentif et par la connaissance d'un certain nombre
de faits.

On a vu des affections vermineuses amener une
série d'accidens que l'on avait attribués à l'action
d'un poison : dans ces sortes de cas, la présence
d'un foyer vermineux dans l'estomac ou les intestins, constatée à l'autopsie, venait détruire l'illusion ou dissiper des doutes. Mahon rapporte qu'un
soldat en pleine santé mourut subitement à l'instant où il venait de boire. On ouvrit le cadavre,
et on trouva dans le duodénum un certain nombre de vers lombricaux qui avaient piqué cet intestin et le pylore en plusieurs endroits, et dont
l'un avait insinué sa tête entre la tunique muqueuse et la tunique musculeuse (1).

Un boulanger de St-Pons était mort à la suite
d'accidens qui firent naître l'idée d'un empoisonnement. Les organes digestifs nous furent transmis

____

(1) Méd. lég., tom. II, p. 315.

par M. le juge d'instruction pour faire des recherches. L'estomac et les intestins furent trouvés presque vides. Seulement on put constater la présence de quelques faibles restes d'une matière jaune dans le premier de ces viscères et dans le rectum. Mais nous découvrîmes dans l'iléum une réunion de quatre ou cinq vers lombrics, que nous réputâmes la cause des accidens et de la mort, après avoir vainement cherché des traces de poison.

La répercussion d'un exanthème pourra offrir les apparences d'un empoisonnement; mais on cessera d'y croire si l'on sait apprécier les phénomènes antécédens. MORGAGNI rapporte qu'un homme étant mort presque subitement après de violentes cardialgies, les médecins qui l'ouvrirent trouvèrent la face interne de l'estomac tellement enflammée, qu'ils étaient sur le point de croire à un empoisonnement, lorsqu'ils apprirent que l'individu avait succombé à une rougeole répercutée (1).

Ce que je viens de dire, touchant la disparition subite d'un exanthème, doit s'appliquer également aux métastases goutteuses, rhumatiques, herpétiques, etc., qui, se fixant tout à coup sur l'estomac, produisent des accidens que les antécédens peuvent seuls empêcher d'attribuer à l'effet d'un poison. L'estomac est susceptible de devenir ainsi, comme le cerveau et les poumons, le siége d'un *raptus* fluxionnaire qui imitera les effets des poisons irritans et corrosifs.

---

(1) MORGAGNI, ouv. cit., tom. IX, p. 364.

Quelquefois un point gangréneux apparaît sur quelque partie du corps, au milieu de la santé la plus brillante, s'étend avec rapidité, et amène une mort prompte qui atteste combien ces dégénérescences *spontanées* sont parfois actives et funestes.

M. Fodéré dit avoir vu plusieurs personnes des deux sexes, au teint fleuri, à qui il survenait une tache noire à la lèvre inférieure ou sur une autre partie du visage, laquelle s'agrandissait comme à vue d'œil et les fesait mourir en trente-six heures, en laissant le corps noir et enflé avec tous les indices d'une corruption profonde (1).

Or, ce qui se passe sur des parties visibles du corps ne peut-il débuter par l'estomac, et amener alors une série de symptômes et de lésions que le médecin attribuerait à des poisons corrosifs s'il ne savait que tout cela peut provenir de causes purement *spontanées ?* C'est un des points les plus importans de la question qui m'occupe, et l'un de ceux que je crois le mieux établi.

III. Les traces plus ou moins profondes d'inflammations, d'escarres gangréneuses, d'ulcérations ou d'érosions de tissus, et surtout les perforations trouvées dans l'estomac, l'œsophage ou les intestins, avaient été regardées comme le caractère le plus décisif en général d'un empoisonnement par les poisons irritans ou corrosifs. Plusieurs médecins toxicologues se sont appliqués

---

(1) Méd. lég., tom. IV, p. 295.

à faire ressortir l'importance relative de telle ou telle de ces lésions, pour attester la réalité d'un empoisonnement par les corrosifs. Cependant, plus on pèse les faits, et plus on est entraîné par eux à reconnaître que tous ces signes fournis par les escarres, les érosions et les perforations ne suffisent point pour faire naître la conviction, attendu qu'on peut les retrouver dans une foule de circonstances où bien certainement ils sont tout-à-fait étrangers à l'intervention d'un poison externe. C'est une vérité qu'un grand nombre d'observateurs ont confirmée par des faits positifs. On en trouve dans les ouvrages de Bonnet, d'Hoffmann (1), de Wander-Wiel, de Boerhaave, de Cirillo, dans les éphémérides des curieux de la nature, dans les éphémérides d'Allemagne, et dans bien d'autres recueils qu'on peut consulter utilement. Mais ce point de doctrine, si intéressant pour le médecin légiste, a été surtout bien établi par M. Chaussier, auquel il est juste d'ailleurs de rapporter, comme à leur source première, les idées émises sur ce sujet par MM. Morin, Gérard et Laisné, trois de ses élèves, dans des dissertations relatives à l'érosion ou à la perforation *spontanées* de l'estomac (2).

---

(1) Tom. I, *cap.* 2, *de venenis*, p. 212.

(2) Voy. la dissert. de M. Laisné, qui a pour titre : *considérations médico-légales* sur les érosions et perfor. spont. de l'estomac ; Paris, 1819, n° 104.

Les faits de ce genre sont plus multipliés qu'on n'eût été tenté de le penser. Certains individus qui paraissent être dans leur état de santé ordinaire, sont pris tout à coup d'une vive douleur à l'estomac et d'accidens qui simulent tous les effets d'un poison corrosif; la mort survient le plus souvent en quelques heures : à l'ouverture des cadavres, on constate que les tuniques de l'estomac, des intestins ou de l'œsophage, ont été perforées de manière à laisser passer les matières contenues dans les voies digestives, soit dans la cavité péritonéale, soit dans la poitrine. Ces pertes de substance, qui ne sont souvent que des trous d'un très-petit diamètre, s'étendent quelquefois de manière à envahir une grande portion de la surface de ces viscères; dans d'autres cas, lors même qu'il n'y a point de perforation, on aperçoit une érosion plus ou moins étendue des deux membranes internes; il faut même noter que la perforation et l'érosion coïncident assez fréquemment, de telle sorte que les trois membranes de l'estomac ont été détruites sur un tel point, tandis que, sur tel autre, l'érosion n'a intéressé que la muqueuse ou bien la muqueuse et la musculaire. Enfin, dans tous ces cas, les désordres organiques dont je parle proviennent de causes naturelles et *spontanées*, ainsi que le témoignent, soit les circonstances au milieu desquelles les accidens se développent, soit l'inutilité des recherches qu'on a tentées pour manifester la présence de quelque poison corrosif venu du dehors.

. Voici maintenant quelques-unes de ces observations choisies parmi les plus concluantes.

Un jeune homme de 30 ans, grand, sec, pâle
et jouissant d'une bonne santé, après avoir mangé
dans la matinée quelques onces de pain, et bu un
peu d'eau et de vin, est saisi tout à coup d'une
douleur atroce de l'estomac qui l'oblige à se cour-
ber jusques à terre en serrant fortement son ventre
avec ses bras. Tous les remèdes employés sont
inutiles; la mort arrive au bout de douze heures.
A l'autopsie, on trouve les boissons prises par le
malade épanchées dans le péritoine, ce qui était
l'indice d'une perforation ou d'une déchirure. On
découvre bientôt, en effet, vers la petite courbure
de l'estomac, à un pouce du pylore, un trou
d'une ligne et demie de diamètre, arrondi comme
s'il avait été fait au moyen d'un emporte-pièce.
Le reste de l'estomac et des viscères était comme
dans l'état naturel (1).

Il y a quelques années que M. le professeur LALLE-
MAND me fit remettre l'estomac perforé de l'un de ses
malades qui venait de mourir au milieu d'accidens
inattendus, afin de vérifier si, parmi les matières
que contenait encore ce viscère, il s'en trouverait
quelqu'une qui pût rendre raison d'une mort
aussi prompte et du désordre organique. Les recherches analytiques, suivies avec scrupule, ne lais-

____

(1) Observ. de M. GÉRARD, rapp. par M. LAISNÉ, ouv.
cit., p. 15.

sèrent rien apercevoir : c'était encore un exemple de perforation spontanée de l'estomac. Le sujet avait été quelque temps malade à l'hôpital St-Éloi, et, se trouvant en pleine convalescence et à la veille de sortir, il avait passé une partie de la soirée à se promener dans la cour, était remonté dans les salles sans rien éprouver, et s'était couché fort tranquillement, lorsqu'il ressentit à l'estomac des douleurs intolérables que rien ne put calmer, et au milieu desquelles il mourut en peu d'heures. A l'ouverture du cadavre, on ne fut pas peu surpris de découvrir une perforation de l'estomac tellement grande, qu'on pouvait sans peine y passer le poing.

Ce fait serait déjà très-remarquable comme attestant l'activité de cette puissance corrosive qui peut dévorer en si peu de temps une si grande étendue des membranes de l'estomac ; mais le suivant l'est bien plus encore par l'intensité de la lésion, et surtout par les circonstances dont elle s'est accompagnée.

Un malade qui présentait quelques symptômes de gastrite chronique, avait eu la cuisse amputée pour une tumeur blanche qu'il portait à une articulation tibio-fémorale. L'opération amena une fièvre continue à exacerbations anomales, et s'accompagnant parfois d'un peu de délire. Nulle douleur ne se fit sentir à l'estomac ; la pression de l'épigastre n'était point pénible. Le malade mourut au bout de huit jours, et l'on fut fort étonné de reconnaître, à l'autopsie, que l'estomac se trouvait réduit à sa paroi postérieure ; l'antérieure avait été complètement détruite par une érosion spontanée, qui, malgré la rapidité et l'étendue de ses ravages, n'avait pas même éveillé un sentiment douloureux (1).

Cette observation est digne de fixer l'attention. On avait bien vu des ulcérations se former à la sourdine sur la surface interne de l'estomac ou des intestins, de manière qu'on n'en pouvait constater l'existence qu'à l'ouverture des cadavres; mais on n'avait pas vu, du moins que je sache, les perforations de l'estomac s'opérer d'une manière aussi latente. Ce fait doit être médité.

Ces perforations spontanées semblent se montrer de préférence chez les femmes en couche. En trois mois, M. CHAUSSIER en avait recueilli cinq observations à l'hospice de la Maternité. Elles n'ont pas toujours leur siége à l'estomac ; on en rencontre quelquefois à l'œsophage et parfois encore sur l'un et l'autre de ces organes en même temps(2).

Souvent ces perforations sont assez multipliées chez un même sujet ; mais elles sont si petites qu'on ne les aperçoit bien qu'en interposant l'estomac entre l'œil et la lumière. C'est une précaution qu'il ne faut pas négliger dans les recherches médico-lé-

---

(1) Voy. la thèse de M. MASSOUTY, sur l'inflammation; Montpellier, 1824, n° 118, p. 7.
(2) LAISNÉ, ouv. cit., p. 20-23.

gales de l'ordre de celles dont je m'occupe. Morgagni n'oublie pas d'en faire la recommandation.

Je pourrais rapporter aussi des exemples de perforation *spontanée* des intestins. Je me contenterai
de citer le suivant que j'emprunte à M. Tartra.

Une femme bien constituée éprouva tout à coup
de violens vomissemens avec tous les symptômes
d'une affection grave de l'estomac, et mourut au
bout de dix jours. Le péritoine et toute la masse
intestinale furent trouvés très-enflammés ; il y avait
eu exsudation d'une grande quantité d'albumine
coagulable qui rendait les organes adhérens les
uns aux autres. Plusieurs portions d'intestins
étaient comme dissoutes et converties en une sorte
de putrilage. L'*iléum* avait un trou de quatre
lignes de diamètre par lequel les matières fécales
s'étaient épanchées dans le bas-ventre. L'estomac
n'offrait que quelques taches noires. L'œsophage
présentait seulement quelques traces d'inflammation. Tout annonçait que l'affection principale
avait débuté par le tube intestinal et s'était affaiblie en s'éloignant de son origine. Rien ne pouvait d'ailleurs autoriser le soupçon d'empoisonnement. Toutes les probabilités étaient en faveur
d'une perforation spontanée à la suite d'une péritonite ou d'une entérite primitives (1).

Il arrive souvent que les ulcérations, érosions
ou perforations spontanées des organes digestifs

----

(1) Voy. l'ouvr. cit., p. 260.

surviennent dans le cours d'une affection chronique, telle, par exemple, qu'un squirrhe du pylore, un ulcère cancéreux, etc. Dans ces circonstances, il est facile le plus souvent d'assigner à la perforation ses causes naturelles.

Il est donc bien démontré que, dans une foule de cas, les organes de la digestion présentent des lésions anatomiques qui, soit par les accidens qui ont précédé, soit par leur nature même, pourraient faire croire à un empoisonnement par les poisons irritans et corrosifs, et qui cependant sont le résultat d'affections *spontanées*. Que conclure de là, sinon que l'importance attachée à ces signes par quelques médecins pour attester l'empoisonnement, doit être sagement limitée, et qu'il ne faut pas s'en laisser imposer lorsqu'il s'agira d'éclairer la justice sur ce point délicat.

IV. Pour distinguer les cas dans lesquels ces escarres, ces ulcérations, ces perforations sont le produit de causes naturelles, d'avec ceux où ce sont véritablement les suites d'un poison, le médecin pourra s'aider des considérations suivantes : 1° la connaissance des antécédens ; 2° l'inspection attentive de tous les autres organes ; 3° l'aspect différent de ces lésions suivant les deux ordres de causes qui les ont provoquées ; 4° enfin et principalement l'analyse faite à propos des matières vomies ou trouvées dans l'estomac.

A. La connaissance de tout ce qui aura précédé les accidens pourra fournir d'utiles lumières pour la détermination des causes. Si l'individu a fait usage d'alimens de mauvaise qualité ; s'il a été l'objet de quelques sévices ; s'il a éprouvé quelque passion violente ; si, étant sujet aux affections goutteuses, rhumatismales, herpétiques, il en a été délivré trop brusquement pour croire à une entière guérison ; si l'on découvre dans les voies digestives des traces évidentes d'affections chroniques, telles que tumeurs squirrheuses, ulcères cancéreux ; si d'ailleurs les accidens étaient annoncés depuis long-temps par le délabrement visible de la santé ou par des symptômes indiquant une altération des voies digestives , il sera grandement probable que les désordres observés sont étrangers à toute action vénéneuse venue du dehors, et doivent être regardés comme produits par les seules forces de la nature.

B. Lorsque la perforation est *spontanée*, la lésion organique est bornée, pour ainsi dire, à la partie qui en est le siége ; les traces de la maladie ne se retrouvent guère dans les autres organes. Mais lorsque la perforation est l'ouvrage d'un poison caustique, il est bien rare que les parties que le poison a déjà parcourues n'offrent point quelques marques de son action corrosive ; et cela est d'autant plus frappant, que le poison exerce une action plus formellement chimique.

C. La différence d'aspect des parties ulcérées ou perforées pourrait peut-être servir à caractériser l'origine de la lésion. Ainsi, lorsqu'elle dérive de l'action d'un poison caustique, la circonférence de la

20

perforation présente une couleur qui varie suivant la nature de l'agent corrosif : la teinte est jaune s'il est question d'acide nitrique; noire si c'est le sulfurique. Dans tous ces cas, les bords de la déchirure ont à peu près l'épaisseur naturelle de l'organe. Au contraire, dans les perforations spontanées, les bords sont généralement amincis, parce que les membranes sont successivement atteintes et dissoutes. Jamais ils ne sont durs et calleux, comme on les trouve le plus souvent dans les cas de véritable cautérisation par les acides concentrés ou les alcalis caustiques. Enfin, dans les perforations produites par un travail purement organique, l'ouverture n'est pas aussi irrégulièrement découpée que dans les autres. On conçoit sans peine combien la vérification attentive de ces caractères, dont j'ai emprunté le signalement à M. Chaussier, peut aider l'esprit dans le jugement qu'il doit porter, et combien sont à désirer les perfectionnemens de cette partie de la science.

D. Enfin, l'analyse chimique pourrait seule lever toute espèce de doute, si elle découvrait un poison irritant ou corrosif dans les matières vomies ou trouvées dans les voies gastriques.

Les faits que j'ai cités ont sans doute démontré qu'il ne suffit pas de trouver, dans les voies digestives, des lésions de tissus d'un certain genre, ni de savoir qu'elles ont été annoncées pendant la vie par des états morbides simulant un empoisonnement, pour croire, sur ces seuls indices, à la vérité de cette étiologie. Je dirai plus tard comment la preuve morale peut, dans certains cas, donner quelque force à ces présomptions. Maintenant j'ai à m'occuper de la preuve chimique, que j'envisage comme seule complète et incontestable. En apprenant à distinguer les maladies ou les lésions simulant l'effet d'un poison de celles qui en proviennent réellement, je n'ai pas voulu dire que cette distinction fût toujours possible. J'ai indiqué seulement quelques données utiles pour entrevoir la vérité. Mais la certitude physique résulte seule de la découverte d'un poison dans les premières voies : « Quelque grandes que » soient les altérations observées dans un cadavre, » dit avec raison M. CHAUSSIER, elles ne suffisent » point pour constater l'empoisonnement ; l'exa- » men, l'analyse des symptômes qui ont précédé » la mort ne suffisent point encore ; enfin, il ne » suffit point de *faire une attention très-sérieuse à* » *toutes les présomptions.* Dans des cas aussi gra- » ves, on ne doit rien présumer ; mais, pour por- » ter un jugement à l'abri de l'erreur et des con- » testations, il faut absolument retrouver le poison » et en démontrer l'espèce (1). »

Je vais consacrer le chapitre suivant à l'énoncé de quelques préceptes généraux qui trouvent leur application dans ces recherches pratiques.

---

(1) Recueil de mém., etc., et de méd. lég., p. 225.

CHAPITRE QUATRIÈME.

DE LA RECHERCHE CHIMIQUE DU POISON.

I. On convient aujourd'hui généralement que le seul signe qui puisse donner la certitude d'un empoisonnement, c'est la découverte du poison par l'analyse chimique pour les poisons qui s'y prêtent, et la détermination de leurs caractères physiques pour les poisons organiques.

Unicum signum certum dati veneni, disait PLENCK, *est notitia botanica inventi veneni vegetabilis et criterium chemicum dati veneni mineralis* (1). Cette opinion est entièrement celle de M. ORFILA, qui l'a adoptée pour épigraphe de sa toxicologie.

Il est aisé de prévoir que la détermination botanique ou zoologique d'un poison doit bien rarement occuper le médecin expert. En général, les poisons végétaux ou animaux ne sont employés par le crime que lorsqu'ils ne gardent plus aucun vestige de leur organisation primitive. Ce n'est guère que dans les empoisonnemens par méprise que les connaissances d'histoire naturelle peuvent être mises à profit. On se rappelle ce qui arriva

------

(1) On pourrait ajouter, pour plus de régularité, *notitia zoologica inventi veneni animalis* : c'est ce qu'a fait M. H. de MONTGARNY, dans l'épigraphe de son essai de toxicologie.

à Morgagni dans un de ses voyages. Il éprouva tous les symptômes d'un empoisonnement, qui se dissipèrent dès qu'il eut vomi ; et l'examen des matières fit découvrir quelques feuilles de ciguë, qui lui avaient été servies par erreur. M. Fodéré raconte que quelques enfans, trompés par la ressemblance que les baies de la belladone ont avec les grains de raisin, en mangèrent et furent empoisonnés. L'un d'eux ayant succombé, on put facilement reconnaître, dans son estomac, quelques-uns de ces fruits (1). Lorsque des empoisonnemens collectifs ont eu lieu par l'introduction de quelques plantes vénéneuses parmi les alimens, il a été quelquefois possible d'en dévoiler ainsi la cause.

Le libertinage a souvent recours aux cantharides pour exciter à l'acte vénérien. Les médecins appelés pour remédier aux désordres qui accompagnent ordinairement l'ingestion de cette substance, ont pu reconnaître les cantharides dans les matières rendues par les malades, au fond des vases dans lesquels le breuvage leur avait été administré, enfin, dans l'estomac de ceux qui avaient succombé. Les élytres de ces insectes ont, comme on sait, une couleur d'un beau vert comme métallique qui en trahit aussitôt la présence.

Mais c'est surtout à l'analyse chimique qu'il

---

(1) Méd. lég., tom. IV, p. 39.

faut demander des ressources pour la découverte des poisons; et le médecin légiste doit savoir la manier avec assez d'habileté pour que rien de ce qu'il lui est possible de savoir ne lui échappe.

II. Comme j'ai déjà eu occasion de le dire, les poisons accessibles aux procédés analytiques, dans l'état actuel de la science, sont d'abord tous ceux qui appartiennent au règne minéral; et parmi les végétaux, ce sont particulièrement ceux que l'on a nommés alcalis organiques, et qui, doués d'affinités d'une certaine énergie, peuvent passer dans quelques combinaisons, et se comporter pour ainsi dire, à quelques égards, à la manière des poisons minéraux. Les poisons qui ne rentrent pas dans ces deux catégories se refuseront donc à nos moyens d'investigation, et c'est là le principal motif de l'insuffisance de l'analyse dans certains cas où néanmoins l'empoisonnement a eu lieu. Mais il est trois autres causes qui peuvent rendre infructueuses les recherches du chimiste. 1° Quelquefois un poison, saisissable par l'analyse, aura été dénaturé par l'estomac; cela arrive surtout pour les poisons que j'ai nommés alcalis organiques, lorsque la recherche n'en est pas faite assez promptement. 2° Il pourrait se faire que le poison eût été rejeté par les selles ou le vomissement; il ne serait donc pas étonnant qu'on le cherchât en vain, à moins qu'on ne pût opérer sur ces matières mêmes. 3° Enfin, le poison pourra échapper à l'analyse par l'exiguïté de ses proportions, surtout s'il a pu passer dans les secondes voies. Il faut cependant se féliciter de ce que l'analyse, conduite avec art, peut saisir des quantités de poison souvent très-minimes.

III. Lorsque le médecin légiste sera appelé par le magistrat pour éclairer la justice sur un soupçon d'empoisonnement, il pourra avoir à faire ses recherches analytiques sur divers ordres de matières.

1° On pourra offrir à son examen certaines substances qu'on présumera avoir été les instrumens de l'empoisonnement, parce qu'on les aura trouvées, soit dans les lieux où il s'est effectué, soit dans les poches du patient ou sur le prévenu lui-même.

2° Il pourra avoir à traiter les matières rejetées par les vomissemens ou les selles ;

3° Celles que contiennent l'estomac ou les intestins du cadavre.

4° Enfin, il devra soumettre à l'analyse les organes eux-mêmes dans les cas où, manquant d'autres matières, il supposera que le poison s'est introduit dans le tissu même de ces organes.

Voici maintenant quelques préceptes généraux qui doivent servir de guide au médecin expert dans la manière de procéler à ces recherches et de remplir les devoirs qui lui sont confiés.

1° Les matières à examiner seront recueillies sous les yeux du magistrat chargé de présider à l'enquête, ou reçues de ses mains avec toutes les garanties propres à empêcher l'introduction après coup d'une matière étrangère.

2° Le médecin n'aura autour de lui que les personnes autorisées par les fonctions qu'elles ont à remplir. Il est de rigueur d'éconduire les spectateurs inutiles que la curiosité ou d'autres motifs amènent souvent. Il pourrait arriver qu'une main perfide introduisît dans les matières rejetées une substance toxique pour fortifier les présomptions au détriment de quelque personne étrangère au crime. Cet éloignement doit être requis par le magistrat ; mais s'il négligeait cette mesure, elle devrait être provoquée par l'expert, intéressé de toutes manières à ce que rien ne vienne altérer les résultats de ses vérifications.

3° Si l'expert doit opérer sur le cadavre, pour trouver les matières sur lesquelles porteront ses recherches, il extraira avec de grandes précautions celles qui seront contenues dans l'estomac et les intestins, en plaçant dans des vases séparés celles qu'il aurait découvertes dans les parties supérieures ou inférieures du canal digestif.

Il ne suffit pas d'enlever les matières liquides ou solides que le canal renferme ; il faut, de plus, quand on a recueilli toutes les observations concernant l'état des parties, racler la surface muqueuse dans les points où se montreraient quelques sédimens, et mettre à part les débris ainsi obtenus.

L'inspection attentive des parois internes du

canal digestif laisse souvent apercevoir quelques molécules étrangères qu'il importe d'obtenir séparément ; leur ténuité peut être telle qu'on ne puisse les bien voir qu'à l'aide d'une vive lumière ; c'est ce qui oblige le plus souvent à séparer le canal digestif du cadavre. Pour cela, on pratique deux ligatures presque contiguës à l'œsophage, au rectum et aux canaux qui établissent la communication entre le foie et le duodénum ; on fait une section entre les deux ligatures, afin d'éviter toute déperdition, et on place la masse gastro-intestinale convenablement détachée sur une serviette ou drap propre plié en plusieurs doubles. On la nettoie avec une éponge, et on vérifie s'il n'y a pas eu de perforation. Il ne faut point négliger d'ouvrir le canal dans toute sa longueur, l'examen du rectum pouvant seul quelquefois fournir les preuves qu'on recherche. Enfin, après avoir fait plusieurs parts des matières à examiner, selon les régions qu'elles occupaient, on lavera les viscères avec de l'eau distillée, et on réservera le produit du lavage pour des recherches ultérieures.

Si les organes ont été gangrenés sans être perforés, il peut être utile de les conserver pour en faire le sujet d'un examen particulier ; pour cet effet, on les plonge dans l'alcool. Si l'on trouvait une perforation, on chercherait avec soin, dans la cavité du péritoine, les matières qui auraient pu s'y épancher, et on les extrairait à l'aide d'un lavage avec l'eau distillée et même chaude.

4° L'expert ne procèdera à l'analyse que lorsqu'il aura sous la main les instrumens et les réactifs qu'il aura jugé lui être nécessaires. Je n'ai pas besoin de dire que la pureté de ceux-ci est une condition de rigueur, et qu'il ne doit s'en rapporter qu'à ceux dont la bonté lui sera suffisamment garantie. Une fausse indication pourrait amener des illusions qui compromettraient de graves intérêts.

5° Il n'opèrera qu'en présence du magistrat de qui il tiendra sa mission ou de son délégué, et il n'oubliera pas, à la fin de chaque séance, d'enfermer et de sceller les matières qui font le sujet de l'examen. Dans des perquisitions aussi délicates, nulle précaution n'est superflue, quelque minutieuse qu'elle paraisse au premier aspect.

6° A mesure que l'on procède aux expériences, les résultats doivent en être successivement consignés dans un journal, où on les retrouve ensuite pour la rédaction du rapport. On ne doit, sous aucun prétexte, s'en rapporter à sa mémoire : l'oubli d'une circonstance, futile en apparence, pourrait modifier les résultats d'une manière importante.

7° L'expert ne peut asseoir un avis que lorsque toutes les données qui doivent concourir à le former ont été recueillies avec fidélité. Qu'il se tienne donc bien en garde contre la manifestation anticipée d'une opinion que les épreuves subséquentes pourraient changer ou détruire ! Cette discrétion est pour lui un devoir qui ne connaît aucune exception ; il ne doit point s'en départir , même à l'égard du magistrat qui l'a commis. Celui-ci n'a besoin de connaître l'opinion de l'expert que lorsqu'elle a atteint toute sa maturité, et l'on conçoit quels graves inconvéniens il y aurait à hasarder un avis prématuré sur une question aussi délicate. Une pareille précipitation pourrait fortifier les préventions populaires, et exposer peut-être un innocent à en ressentir les effets.

8° Il ne faudra pas se contenter de déduire la réalité de l'empoisonnement d'après les résultats de l'analyse d'indication : le poison doit être obtenu en nature toutes les fois que cela est possible ; et s'il a pour base une substance métallique susceptible d'être réduite par les moyens dont l'expert peut disposer, il faudra compléter la démonstration et l'amener au dernier degré d'évidence , en opérant cette réduction. Si l'on consulte les fastes de la médecine légale, on se convaincra que l'oubli de ce précepte a été la source de beaucoup d'erreurs. J'ajoute néanmoins que les données de l'analyse d'indication peuvent produire, dans certains cas, une conviction suffisante, pourvu qu'elles soient nombreuses, qu'elles convergent toutes vers la même conclusion , et qu'elles soient mises en œuvre par un chimiste habile et dont l'œil exercé ne laisse aucune prise à l'illusion.

9° Quelques chimistes toxicologues ont conseillé de corroborer les premières inductions que fournissent les expériences en préparant artificiellement des matières d'une composition analogue à celle que l'on entrevoit, et traitant ensuite comparativement les deux liquides ou solides. On espère ainsi confirmer par la synthèse les résultats de l'analyse. Cette méthode peut être avantageuse dans quelques circonstances ; elle fait mieux ressortir les modifications que la présence de certaines matières étrangères peut introduire dans les produits de l'action des réactifs. Mais son utilité n'est réelle qu'autant qu'on serait réduit à s'en tenir à l'analyse d'indication ; elle ne serait pas d'ailleurs à l'abri de quelques causes d'illusions, et il faut convenir qu'elle est à peu près sans but lorsqu'on peut s'attendre à obtenir en nature le poison ou son élément caractéristique. Je dois dire cependant que ces analyses comparatives exercent en général une grande influence pour faire partager la conviction de l'expert aux personnes qui ne connaissent pas tout le poids des preuves sur lesquelles il se fonde, et doivent, par ce motif même, attacher plus d'intérêt à cette espèce de justification.

10° L'expert aura soin de ne pas consommer dans ses épreuves (autant du moins que la chose lui sera possible) la totalité de la matière disponible. Il doit en mettre en réserve une certaine quantité pour servir plus tard à de nouvelles vérifications que les tribunaux pourraient requérir.

11° La portion de matière sur laquelle l'expert se réserve d'opérer n'est pas uniquement destinée à un seul genre d'épreuves : une partie doit servir à des essais de tâtonnement ; une autre sera traitée pour en extraire le poison ; une troisième, enfin, sera tenue en dépôt pour les cas où un accident imprévu aurait fait manquer une opération ou exigerait l'emploi d'une méthode différente. Au reste, pendant le cours des expériences, rien ne doit être jeté ; tous les précipités obtenus sur des filtres seront conservés pour se prêter à certaines épreuves que l'on pourrait juger convenables.

12° On ne doit pas s'attendre à obtenir, à l'aide des réactifs, des indications positives lorsqu'on opère sur les liquides filtrés trouvés dans l'estomac ou provenant du lavage des matières. Leur coloration change la teinte des précipités, et d'un autre côté la quantité de véhicule dénature les effets des réactifs. On remédie à ce double inconvénient en décolorant les liquides par le charbon, et mieux encore par le chlore ou l'acide nitrique qui s'emparent des matières organiques, et les amenant à une densité convenable par une évaporation suffisante (1).

13° Il ne faut pas oublier qu'on peut trouver, dans les matières contenues dans les voies gastriques ou rejetées par le vomissement, certaines substances très-analogues à des poisons, et qu'on

---

(1) L'emploi du charbon n'est pas sans inconvénient, parce qu'il peut se faire qu'il s'empare d'une portion de la matière vénéneuse ; ce qui en diminue la quantité réelle au détriment de l'analyse. (*Note de l'editeur.*)

pourrait croire avoir été administrées. Ainsi, les sucs de l'estomac sont parfois fortement acides, surtout dans certaines indigestions, et on y a reconnu la présence de l'acide hydrochlorique, comme j'ai eu occasion de le dire. On pourrait donc en découvrir dans l'estomac sans être autorisé à le regarder comme provenant du dehors.

La bile est, comme on sait, chargée de soude. S'il arrivait qu'en desséchant et calcinant des matières imprégnées de cette humeur, on vît le résidu faire effervescence par les acides, verdir le sirop violat, etc., l'on ne serait pas en droit de supposer que cet alcali est d'origine extérieure, du moins immédiatement. Il en serait de même si on découvrait des traces de fer qu'on serait tenté de considérer comme entrant dans un composé vénéneux ; on sait qu'il fait partie intégrante de nos solides et de nos liquides.

14° Ces dernières observations m'ont paru essentielles à rappeler, parce que leur oubli peut entraîner quelques illusions, notamment dans ces méthodes d'analyse où, pour se débarrasser des matières organiques étrangères au poison minéral que l'on cherche, on calcine ces matières que l'on traite ensuite par l'acide nitrique pour avoir une dissolution dont les caractères puissent ressortir d'une manière plus nette. Je tiens d'autant plus à signaler, pour qu'on les évite, les défectuosités de cette méthode, que c'est celle que j'adopte, parce que je la crois préférable dans la plupart des cas, et qu'elle présente une facilité de vérification que je ne retrouve dans aucune autre. Il faut seulement, je le répète, se tenir en garde contre les sources d'erreur que j'ai indiquées.

IV. Pour ce qui concerne l'ouverture du cadavre des sujets morts empoisonnés, je ne ferai qu'une réflexion qui se rattache au sujet qui m'occupe spécialement.

On a prescrit d'ouvrir les trois cavités splanchniques, parce qu'il peut se faire que l'on découvre dans l'une ou l'autre un désordre organique qui peut être regardé comme la cause suffisante des accidens faussement attribués au poison. Si, à la mort de Mirabeau, les préventions populaires avaient accrédité la présomption d'un empoisonnement, les lésions organiques que l'autopsie mit en évidence auraient suffi pour en prouver la fausseté. D'un côté, si l'on découvrit des traces d'une violente inflammation dans les premières voies ; de l'autre, l'hydropéricarde, les adhérences du cœur, l'épanchement séreux dans la cavité gauche de la poitrine, donnaient une tout autre idée des causes de la mort ; et Cabanis, qui suivit le cours de la maladie avec tout le zèle de l'amitié, n'hésite pas à attribuer l'affection du cœur à une métastase rhumatique ou goutteuse qu'il avait eu de puissans motifs de soupçonner (1).

____

(1) Voy. Chaussier, rec. de mém., etc., et de méd. lég., p. 255.

Je ferai donc un précepte de l'examen des trois cavités ; mais je crois cependant que M. Fodéré en a exagéré l'importance, lorsqu'il regarde comme indispensable l'ouverture du crâne , *même dans les cas où l'état des premières voies offre une cause suffisante de mort.* « Un rapport, ajoute-t-il, qui ne » spécifie pas que toutes ces précautions ont été » prises, *doit être frappé de nullité* , parce qu'ef» fectivement il est impossible , sans entrer dans » tous ces détails, de conclure rien de positif de » l'autopsie cadavérique (1). »

J'accorderai à M. Fodéré qu'un médecin ne doit rien négliger , ne fût-ce que pour plus de régularité. Mais je n'en regarderais pas moins comme trèsconcluant et à l'abri de tout reproche un rapport dans lequel il ne serait fait mention que de l'ouverture de l'abdomen , si le poison en nature y avait été trouvé, et si l'on avait découvert les lésions organiques qui en sont les effets ordinaires. Dans ce cas, l'examen des autres cavités me semble un travail tout-à-fait de luxe, et n'ajouterait rien à la démonstration. Telle était l'opinion de Sprengel : « *Super*» *flua capitis exploratio, dit il, si ventriculo pervesti*» *gato jàm sufficienter constiterit de corpore delicti :* » *neque danda hæc defensori excusatio, à neglecto ca*» *pitis examine petita, si modò cætera congruunt* (2). »

____

(1) Méd. lég., tom. IV , p. 269.
(2) *Institutiones medicæ. Volumen undecimum* , p. 77.
(*Mediolani*, MDCCCXVII.)

V. Il faut le dire cependant, la scélératesse la plus raffinée vient encore ici compliquer le problème et élever de nouveaux embarras. Il est avéré que le poison a été introduit quelquefois dans les premières voies, après la mort d'un individu, dans l'abominable dessein de justifier les préventions dirigées contre une personne innocente; et quelle que soit l'horreur qu'inspire l'idée d'un tel crime, le médecin ne doit pas moins être prévenu de la possibilité de le commettre. C'est ordinairement dans le rectum du cadavre que le poison est déposé, comme offrant un accès plus facile; et voilà pourquoi l'on doit toujours, ainsi que je l'ai dit, ouvrir le canal intestinal dans toute sa longueur.

Si le poison a été insinué peu de temps après la mort, il peut, en vertu d'un reste de vitalité qui persiste encore, donner lieu à certaines altérations organiques qui simulent jusqu'à un certain point les effets d'un poison administré pendant la vie. Les différences sont-elles assez sensibles pour qu'on puisse, par un examen attentif, reconnaître la vérité? Je crois que la solution de ce problème est toujours très-difficile, sinon impossible. Mais si la substance toxique n'est introduite que plusieurs heures après la mort, alors elle est réduite à une action purement *chimique*, qu'il est toujours facile de distinguer de celle qui serait exercée sur le système susceptible de réagir vitalement.

VI. Au reste, M. ORFILA, que l'on retrouve toujours dès qu'il s'agit d'élucider un point difficile a entrepris à ce sujet un grand nombre d'expériences qui l'ont amené aux conclusions suivantes :

1° Dans les cas où le poison a été introduit dans le rectum après la mort, on le retrouve en assez grande quantité à peu de distance de l'anus, à moins qu'il n'ait été employé sous la forme de dissolution ; tandis qu'il est peu abondant s'il a été introduit pendant la vie, vu que la majeure partie a été expulsée par les selles qu'il détermine.

2° L'altération des tissus ne s'étend jamais qu'un peu au-delà de la partie sur laquelle le poison a été appliqué après la mort, en sorte qu'il y a une ligne de *démarcation excessivement tranchée* entre les portions affectées et celles qui ne l'ont pas été, phénomène qui ne se rencontre jamais dans l'autre cas.

3° La rougeur, l'inflammation, l'ulcération et les autres lésions sont portées infiniment plus loin lorsque le poison a été introduit pendant la vie, que dans le cas où il a été appliqué après la mort: ainsi, si à l'examen du cadavre, on trouvait le rectum ou l'estomac recouverts d'une assez grande quantité de poison corrosif, et que la lésion fût peu marquée, il y aurait de fortes raisons de croire qu'il a été appliqué après la mort (1).

Je rappellerai cependant ici que, parmi les poisons qui exercent une action corrosive, celle du sublimé et de l'arsenic, par exemple, ne l'est point au même titre que celle des acides minéraux, tels

______

(1) Toxic. gén., tom. II, p. 692-93.

que l'acide sulfurique ou nitrique ; d'où je conclus que le défaut de proportion entre les altérations de tissu et la quantité d'un des premiers poisons qu'on aurait retrouvée, pourrait bien quelquefois ne pas indiquer que le poison a été introduit après la mort. N'a-t-on pas vu l'ingestion de certains poisons corrosifs, pendant la vie, tuer l'individu sans produire de lésion organique appréciable à l'autopsie et quoique la matière fût encore présente dans l'estomac? Mais la circonstance invoquée par M. ORFILA me paraît une preuve *positive* de l'introduction du poison *après la mort*, si le poison trouvé appartient à la classe de ceux qui produisent sur les organes vivans une action chimique comme nécessaire, toujours suivie d'une vive réaction du système qui ne peut avoir lieu sur le cadavre, ou qui du moins alors ne s'étend jamais aussi loin, et se borne à peu près à la lésion des parties atteintes : bien entendu que, dans ces sortes d'évaluations, on tiendra compte de l'état de plénitude ou de vacuité des premières voies qui a pu amortir ou favoriser l'action du caustique.

CHAPITRE CINQUIÈME.

SECTION PREMIÈRE.

DES LUMIÈRES QUE L'ON PEUT TIRER DE L'EFFET QUE PRODUISENT SUR LES ANIMAUX LES MATIÈRES SUSPECTES.

Les anciens, qui n'avaient point la ressource de l'analyse chimique, avaient souvent recours aux essais sur les animaux avec les matières suspectes, et leur attribuaient une grande importance pour constater l'existence ou la non existence d'un empoisonnement. Ainsi ils leur fesaient avaler, soit les matières rejetées par le vomissement, soit celles contenues dans les premières voies de l'individu présumé empoisonné, tantôt seules, tantôt mêlées à certains alimens. Si l'animal soumis à l'épreuve offrait, après cette ingestion, des symptômes plus ou moins graves, et surtout s'il succombait, on en concluait que les matières administrées recélaient un poison, et conséquemment qu'il y avait eu empoisonnement. Si, au contraire, il ne survenait aucun accident, on se croyait en droit de conclure négativement.

Aujourd'hui encore quelques médecins continuent de regarder ces sortes d'épreuves comme une branche de la séméiotique toxicologique, et croient pouvoir suppléer ainsi à l'analyse, toutes les fois du moins que la nature du poison la rend impuissante, comme il arrive ordinairement à l'égard des poisons végétaux ou animaux.

Mais peut-on déduire de ce genre d'épreuves des conclusions légitimes? quels avantages peuvent-elles offrir? par quels moyens peut-on espérer de rendre moins douteuses les conséquences auxquelles on est conduit par elles? Telles sont les questions qui se présentent et dont je vais réduire l'examen aux considérations suivantes :

1. J'ai déjà dit, en plusieurs endroits de ce livre, qu'à l'exception des poisons *chimiques* proprement dits, tous les autres pouvaient agir si différemment sur l'homme ou sur les animaux d'espèces diverses, que ce qui est un violent poison pour le premier n'aura qu'une action faible ou nulle sur telle ou telle espèce d'animal. La conséquence naturelle de ces faits, c'est qu'un poison qui se trouverait en réalité dans les matières provenant de l'homme, pourrait ne donner aucun signe d'effet vénéneux sur l'animal soumis à l'essai.

2. Les matières sorties de l'estomac de l'homme pourront, dans certains cas, devenir funestes à un animal, quoique ne renfermant aucun poison proprement dit : cela arrivera, par exemple, dans les circonstances où il se sera développé, dans les voies digestives de l'homme, des humeurs tellement âcres, qu'elles agiront sur les animaux à la manière des poisons, comme j'en ai cité des exemples dans le second chapitre de cette partie.

3. Il serait très-possible qu'un poison énergique

qui aurait été introduit dans le corps de l'homme et y aurait produit ses funestes effets, y eût subi des changemens de nature qui l'auraient dépouillé de son activité, de telle sorte qu'il ne serait plus, dans l'estomac d'un animal, qu'une matière inerte. Tel serait, entr'autres, le sublimé corrosif après sa conversion en mercure doux, ou après sa combinaison avec l'albumine du blanc d'œuf qu'on aurait employée dès le début comme contre-poison.

4. Pour que ces essais pussent rendre les services qu'on attend, il faudrait, de rigueur, qu'on pût les exécuter avec les matières rejetées par les premiers vomissemens, c'est-à-dire pendant qu'elles sont encore chargées de poison. Quels renseignemens pourrait-on attendre de l'emploi des matières recueillies à une époque où l'on a de fortes raisons de croire que le poison est épuisé? Il en est, à cet égard, de ces épreuves comme de l'analyse chimique, qui doit, pour réussir, être entreprise en temps opportun, avec cette différence que, lors même que la plus grande partie des molécules vénéneuses a été éliminée et est perdue pour les recherches analytiques, on peut encore espérer d'en retrouver quelquefois dans le tissu même des organes qu'elles ont pénétrés.

5. On conçoit combien il serait ridicule de vouloir substituer les épreuves sur les animaux à l'analyse chimique pour tous les poisons minéraux qu'elle peut atteindre. Or, les poisons végétaux disparaissent plus vite dans les voies digestives,

soit parce qu'ils sont absorbés, soit parce qu'ils changent de nature, ce qui est un premier inconvénient; et en second lieu, comme leur action est surtout *anti-vitale*, il est plus douteux qu'ils exerceront sur un animal les mêmes effets que sur l'homme.

6. Les violences qu'il faudra, dans la plupart des cas, exercer sur l'animal pour introduire les matières suspectes dans son estomac, les efforts et la résistance qu'il opposera à ces manœuvres, pourront éveiller en lui un tel état d'irritation et de malaise, que les substances les plus innocentes deviendront capables de provoquer des vomissemens, de produire des angoisses et une détresse qui pourront quelquefois induire en erreur.

Ne peut-il pas arriver aussi qu'au milieu de cette ingurgitation violente et forcée, une portion de matière s'insinue dans les voies aériennes de l'animal, et occasione ainsi promptement des convulsions et la mort même? C'est ce qu'on a pu souvent vérifier.

Ces divers inconvéniens ont été sentis par quelques expérimentateurs qui ont proposé différens moyens pour lever ces difficultés pratiques.

Les uns ont recommandé d'introduire la liqueur d'essai dans l'estomac de l'animal, à l'aide d'une sonde flexible qu'on pousse le long de l'œsophage.

M. Chaussier a conseillé de renfermer la matière dans une portion d'intestin dont on a aminci les parois en ne laissant que la tunique péritonéale;

on en lie ensuite les deux bouts, et obligeant l'a-
nimal à tenir sa gueule ouverte, on porte cette
anse d'intestin avec des pinces jusqu'à l'arrière-
gorge, on l'insinue dans le pharynx, et l'animal
est ainsi réduit à l'avaler. L'acte digestif a bientôt
dissout cette espèce de sac, et le poison se trouve
en contact immédiat avec l'estomac (1).

Je crois avoir dit que M. Orfila n'a pas trouvé
de moyen plus propre à remplir le but qu'on se
propose, que de détacher l'œsophage, de le per-
cer d'un trou, d'y introduire les liquides d'essai
à l'aide d'un entonnoir de verre; ou, si la matière
est solide, de la mettre dans un petit cornet de
papier fin, qu'on insinue dans l'estomac à travers
l'ouverture de l'œsophage. On lie ensuite ce canal
pour s'opposer au vomissement : et comme cette
opération ne procure, selon M. Orfila, qu'un léger abattement pendant les premières quarante-
huit heures, si, durant cette période, des accidens graves se déclarent et si la mort survient, on
sera autorisé, toujours d'après le même auteur,
à rapporter ces effets à l'influence des substances
ingérées; tandis que si l'animal succombe le troisième ou le quatrième jour sans avoir présenté
des symptômes désordonnés pendant les deux premiers, on en conclut la non existence d'un poison (2).

***

(1) Chaussier, rec. de mém., etc., et de méd. lég., p. 157.
(2) Tox. gén., tom. II, p. 678.

Cependant, quel que soit le procédé qu'on préfère, on sent bien que la manœuvre ne change rien aux vices principaux du mode d'expérience que j'examine.

7. Lors même que l'animal témoigne ses souffrances par ses cris, ses hurlemens, ses mouvemens désordonnés, on ne peut guère les attribuer à l'action d'un poison, à moins qu'on ne retrouve ensuite, dans le cadavre, des altérations organiques comparables à celles que le poison aurait produites sur l'homme.

8. Enfin, si l'on était privé de tout autre mode de vérification, et que l'on crût utile d'y recourir, il ne faudrait point perdre de vue les divers genres d'illusions auxquels il est sujet. *Experimenta cum animalibus brutis instituta fallacia sunt,* disait LUDWIG, et ce sentiment est aujourd'hui généralement adopté.

9. Il est cependant, il faut le dire, une circonstance où ces sortes d'essais sont moins fautifs et doivent inspirer plus de confiance : ce serait lorsqu'on pourrait disposer de quelques restes d'alimens suspects que l'on ferait manger à un animal, lequel mourrait bientôt avec un appareil de symptômes semblables à ceux que l'ingestion des mêmes matières aurait développés sur l'homme.

Tel est le cas de cette observation transmise au journal de médecine par M. MOUTON, médecin d'Agde, et citée par M. FODÉRÉ dans sa médecine

légale (1). Il y est question d'un enfant bien cons-
titué, mais sujet à une éruption dartreuse, qui,
ayant pris un bouillon qu'il vomit bientôt après,
tomba en syncope et ensuite dans un profond
assoupissement; sa bouche était écumeuse et la
déglutition impossible. Un des chats de la maison,
à qui l'on avait donné la viande qui avait servi
à faire le bouillon, fut pris de convulsions alter-
nant avec un état de profonde stupeur, qui ame-
nèrent la mort cinq heures après. Il était démontré, soit par cet ensemble de phénomènes,
soit par l'état des organes de l'animal, que tous
ces accidens étaient l'ouvrage d'une plante narcotique stupéfiante qu'on avait fait entrer par méprise dans la préparation du bouillon.

SECTION DEUXIÈME.

DES LUMIÈRES QUE PEUT FOURNIR LA COÏNCIDENCE DES SIGNES D'EMPOISONNEMENT SUR PLUSIEURS INDIVIDUS.

I. Lorsqu'un individu seul est en proie à des
accidens qui font présumer un empoisonnement,
ou lorsque son cadavre présente des désordres
organiques que l'on peut attribuer à la même
cause, on ne doit jamais oublier qu'il peut se développer spontanément, dans l'économie, des symptômes et des lésions d'organes qui revêtent les apparences de l'effet d'un poison, et cette considéra-

______

(1) Tom. IV, p. 73.

tion exige qu'on ait trouvé le poison en nature pour transformer ces présomptions en certitude.

Mais si l'on voit plusieurs individus qui, après avoir assisté à un même repas, participé aux mêmes alimens et aux mêmes boissons, se trouvent affectés également d'accidens qui suggèrent l'idée d'un empoisonnement, les probabilités en faveur de cette cause peuvent devenir tellement fortes par cette coïncidence de signes, qu'elles équivalent, en quelque sorte, à une démonstration.

Ces empoisonnemens collectifs proviennent ou d'une méprise ou d'une combinaison coupable. C'est le plus souvent par inadvertance ou par ignorance qu'on introduit parmi les alimens des substances vénéneuses. Quelquefois une main criminelle aura mêlé du poison aux alimens que l'on sait être plus spécialement du goùt de telle ou telle personne ; et cette circonstance que le poison ait été inséré dans tel ou tel mets pourra n'être pas sans utilité pour la découverte des causes qui ont amené les événemens.

Les empoisonnemens collectifs ne sont malheureusement que trop fréquens : les auteurs en citent de nombreux exemples. L'arsenic y figure souvent, parce qu'étant admis dans l'intérieur des ménages en qualité de mort aux rats, il se présente sous une forme qui rend les quiproquo faciles ; il peut surtout être confondu avec le sucre ou la farine.

Il est rare qu'on doive attribuer de pareils em-

poisonnemens à des intentions coupables : c'est
que, par bonheur, le crime a le plus souvent des
limites dans l'âme des méchans, et que tel qui
n'hésiterait pas à se défaire de son ennemi par le
poison, recule devant l'idée d'embrasser dans sa
vengeance un certain nombre de personnes qui
n'excitent pas sa haine au même degré. Il est pourtant arrivé quelquefois que les tribunaux ont eu
à poursuivre de pareils attentats, et que les lumières de la toxicologie médico-légale ont été mises
à contribution dans ces cas épineux.

II. Lorsque plusieurs personnes qui viennent
d'assister au même repas, qui ont pris les mêmes
alimens et fait usage des mêmes boissons, sont en
proie à des accidens que leur subite apparition ou
leurs caractères permettent d'attribuer à un poison, il ne faut pas croire que tous les sujets affectés doivent présenter les mêmes symptômes. Il
est, au contraire, plusieurs raisons pour qu'ils
soient très-diversifiés. Ces différences proviendront
de la quantité plus ou moins grande d'alimens
suspects qui auront été pris ; de l'état de plénitude ou de vacuité de l'estomac ; de la facilité ou
de la lenteur avec laquelle les vomissemens ou les
déjections se seront déclarés chez les divers convives ; enfin, de leur état respectif de santé, de
leurs dispositions particulières ou idiosyncrasiques, etc., etc. Ces sortes de considérations sont
familières aux médecins (1).

---

(1) L'état de plénitude de l'estomac est une condition

Bonnet raconte que plusieurs convives ayant été empoisonnés dans un repas par un mets auquel on avait mêlé de l'arsenic en guise de farine, ceux qui avaient peu mangé et ne vomirent point moururent bientôt; ceux, au contraire, qui avaient beaucoup mangé et qui vomirent abondamment furent guéris.

Dans une observation de Wepfer, on voit un jeune enfant et deux filles adultes empoisonnés par l'arsenic. Le premier ne vomit pas et meurt. Les deux autres sont prises de vomissemens copieux qu'on encourage, et guérissent.

Lorsque plusieurs individus sont affectés simultanément d'accidens graves au sortir de table, le médecin doit, avant tout, chercher à découvrir quel est l'aliment ou la boisson qui en a été la source. Il pourra ainsi confirmer ses soupçons en sou-

---

si favorable pour amortir l'action d'un poison, qu'au dire de Morgagni, Baccius conseille à ceux qui ne peuvent éviter un repas suspect de n'y aller qu'après s'être rassasiés d'alimens gras et grossiers, et avoir bu beaucoup de lait. (Ouv. cit., tom. IX, p. 334.)

J'avoue qu'en pareil cas j'aimerais mieux, ou me dispenser d'assister à ce repas, ou n'y rien manger du tout: cela serait, selon moi, plus sûr; mais Baccius avait cru devoir donner ce conseil, parce qu'il avait vu le même aliment vénéneux dont toute une famille avait mangé, ne faire mourir dans la même journée que le maître qui avait l'estomac vide, tandis que les autres, qui l'avaient plein, furent guéris.

mettant à l'analyse la matière suspecte, et recueillir pour la thérapeutique quelques lumières si désirables en pareil cas.

Pour obtenir cet utile renseignement, le médecin s'informera minutieusement de l'espèce d'alimens qui ont été servis, de la manière dont ils avaient été assaisonnés, des qualités particulières que les convives ont pu signaler en eux, de la quantité de tel ou tel autre mets que chacun d'eux aura prise, etc. On conçoit comment, en rapprochant avec sagacité ces diverses données et d'autres analogues, il parviendra à découvrir ce qu'il lui importe de savoir. Si, par exemple, il vient à apprendre que, parmi les convives, ceux qui se portent bien n'ont point mangé de tel plat, tandis que ceux en qui les accidens se manifestent en ont pris une plus ou moins grande quantité, surtout si la violence des accidens est en rapport avec les quantités prises, ne sera-t-il pas très-probable que l'aliment signalé renfermait la matière vénéneuse? C'est par une méthode semblable que, dans un cas pareil, Morgagni dissipa toutes les incertitudes (1).

---

(1) Il est quelquefois facile de découvrir l'aliment qui a causé les accidens. Cela arrive lorsque parmi les mets ont figuré certaines substances que l'on sait être vénéneuses dans certains cas, telles que les champignons. C'est alors ce mets qui doit surtout fixer l'attention du médecin.

Un prêtre nommé BALDUCCI, accompagné de deux femmes, dont une était sa belle-sœur, et d'un autre individu, tous en pleine santé, avaient dîné frugalement dans une auberge de Cesène. Ils se remirent en route après le repas; mais le prêtre éprouva bientôt des douleurs de ventre et des angoisses tellement pénibles, qu'il fallut revenir à Cesène. L'une des deux femmes avait été prise en même temps de vomissemens et de déjections accompagnées de défaillances; l'homme lui-même se plaignit d'un sentiment de chaleur et de pesanteur à l'estomac, tandis que la seconde femme ne ressentit aucun malaise. Malgré tous les traits de lumière que ce rapprochement pouvait fournir, le médecin appelé d'abord auprès des malades n'eut aucune idée d'empoisonnement, soit parce qu'une des femmes n'était nullement incommodée, quoiqu'elle eût dîné avec les autres, soit parce que l'aubergiste garantissait avec assurance que rien de dangereux ne pouvait se trouver dans les mets qu'il avait servis. Mais le lendemain, les malades, qui se trouvaient déjà un peu mieux, ayant été transportés à Forli et confiés aux soins de MORGAGNI, celui-ci acquit bientôt la certitude du contraire. Les informations qu'il recueillit lui apprirent que la personne non incommodée avait mangé de tout, excepté d'un grand plat de bouillie d'orge qui avait été servi le premier; que les trois malades en avaient pris, mais en proportions très-différentes; que le prêtre, quoique plus sérieusement affecté que les deux autres, en avait cependant pris bien moins qu'eux ; que tous trois avaient assaisonné la bouillie avec du fromage ; mais que le prêtre avait pris beaucoup de fromage et peu de bouillie, la femme plus de bouillie et moins de fromage, et l'homme, le moins malade des trois, très-peu de fromage et beaucoup de bouillie. MORGAGNI pressentit sans peine que le fromage avait été l'excipient du poison ; et ses conjectures ne tardèrent pas à être confirmées pleinement par les aveux de l'aubergiste, qui, voyant les malades hors de danger, convint que le fromage en question avait été servi par inadvertance, et qu'on l'avait précédemment empoisonné par l'arsenic pour servir contre les rats (1).

III. Il faut bien prendre garde, lorsqu'il est question de ces empoisonnemens collectifs, que les accidens qu'on observe ne dérivent, chez quelqu'un des convives, de l'impression qu'aura pu produire sur son moral la crainte d'être empoisonné. Je suppose que, dans un repas, l'un des assistans vienne à se trouver mal par accident : pour peu que le soupçon d'un empoisonnement naisse dans l'esprit des autres, il pourra très-bien se faire que la digestion de certains d'entr'eux soit troublée ; ce qui offrira quelque ressemblance avec les effets d'un poison. De là peut provenir quelque indéci-

---

(1) Cette histoire est racontée plus longuement dans l'auteur (tom. IX, p. 317.). Je n'ai conservé que les détails directement afférens à mon sujet.

sion lorsqu'il s'agit de juger de la réalité d'un empoisonnement d'après la coïncidence des signes d'empoisonnement sur plusieurs individus. Mais si les accidens qui surviennent éloignent toute idée d'une influence morale, soit par leur violence, soit par leur identité ou du moins leur ressemblance chez les divers individus, cette simultanéité d'affection, chez plusieurs personnes, est, selon moi, très-propre à produire la conviction.

LECAT rapporte une observation qui semblerait une exception au principe que j'établis. Aussi je dois dire que la conclusion qu'il tire ne me paraît pas très-légitime, si on en pèse bien toutes les particularités. Voici le fait.

Le 20 Juin 1765, la veuve LELOT, âgée de 50 ans, fut apportée, à huit heures du soir, à l'Hôtel-Dieu, se plaignant de grandes douleurs dans le bas-ventre, et présentant d'autres symptômes qu'il est inutile d'énumérer : elle mourut à minuit.

Le même jour, sa fille, âgée de 19 ans, qui paraissait en bonne santé, fut prise, vers neuf heures du soir, de frissons, de douleurs et de défaillances pareilles à celles qu'avait eues sa mère, et succomba seize heures après l'invasion.

A l'ouverture des deux cadavres, on trouva, dans l'un et dans l'autre, l'estomac phlogosé, parsemé de taches brunâtres et de pustules gangréneuses. LECAT ajoute cependant qu'il fut bien constaté, par les informations qui furent recueillies alors, que ces femmes n'avaient pris aucune substance capable de causer ces accidens (1).

J'avoue que, malgré l'assertion de LECAT, j'ai de la répugnance à ne pas admettre l'influence d'un poison en voyant concorder ainsi l'époque des accidens, les symptômes morbides et les lésions cadavériques. Ces deux femmes, dit-on, n'avaient pris aucune matière capable de produire ces accidens; mais elles avaient sûrement mangé ou bu dans la journée : ne pouvait-il pas se faire que l'aliment ou la boisson eussent renfermé des substances délétères ? N'était-il pas essentiel de rechercher, dans ce cas, la présence du poison dans les voies gastriques? On ne le fit point : comment pouvait-on acquérir dès lors une certitude négative ? La décision était au moins hasardée.

Si cette coïncidence d'accidens est très-propre à faire croire à la réalité de l'empoisonnement, il peut arriver aussi que la plus infâme perfidie cherche à faire naître l'idée d'un empoisonnement collectif pour en déverser le soupçon sur un innocent. C'est ce qui me paraît avoir été le sujet d'une affaire criminelle qui avait fait une grande sensation en France par les circonstances très-remarquables dont elle était accompagnée. Cette affaire fut celle de la fille SALMON (2). Cette pauvre fille

---

(1) Rec. des obs. des hôp. milit., tom. I., p. 375.
(2) Voyez MEJAN, caus. célèbr., tom. V, p. 5 et suiv.

était domestique depuis sept ou huit jours à Caen, dans la maison de la dame Duparc, lorsque le sieur Beaulieu, père de cette dame, vieillard de 88 ans, qui venait de prendre une bouillie, éprouve bientôt après des coliques violentes accompagnées de vomissemens, et meurt. Le lendemain, huit personnes réunies à dîner mangent une soupe, le bouilli, un ragoût, et cédant à la crainte manifestée par l'une d'entr'elles, prétendent avoir été empoisonnées par l'arsenic mêlé à la soupe, et se plaignent de maux d'estomac. Le soupçon est dirigé vers la fille Salmon, qu'on accuse d'être l'auteur de cet empoisonnement. On s'arrange de manière à faire trouver dans des poches qui lui appartenaient une substance que l'on reconnaît pour être de l'arsenic. Les préventions s'agitent ; toutes les apparences déposent contre elle : elle est condamnée à mort par le juge de Caen ; on appelle de cette sentence au parlement de Rouen qui la confirme. Le jour de l'exécution arrive : on fait les apprêts du supplice, la victime va être livrée à l'exécuteur, lorsque tout est arrêté par une déclaration de grossesse qui lui a été suggérée comme une ressource extrême. On profite de ce répit pour porter la révision de l'affaire au conseil du roi ; elle est évoquée par le parlement de Paris, qui, entraîné par les lumières dont le zèle de quelques avocats avait éclairé cette infâme machination, proclame l'innocence de la prévenue.

Il résultait surtout de l'instruction que l'individu qui pouvait être intéressé à détourner sur un autre l'empoisonnement du sieur BEAULIEU, avait espéré, en fesant naître l'idée de l'empoisonnement collectif, fixer tous les soupçons sur la domestique, et la présenter comme l'auteur du premier empoisonnement en lui attribuant le second.

Mais voici en quoi cette affaire intéresse le sujet qui m'occupe en ce moment. On supposait que huit personnes avaient été empoisonnées par une soupe contenant de l'arsenic ; cette soupe avait été mangée en totalité, et cependant aucune de ces huit personnes ne fut sérieusement incommodée : est-ce là ce qui fût arrivé si l'empoisonnement eût été réel ?

On objectera peut-être que le poison n'avait pas été employé en quantité suffisante. Mais comment admettre cette conjecture quand il aurait été question d'une empoisonneuse déjà exercée, assez audacieuse pour comprendre dans ses projets, sans aucun motif particulier de vengeance, une famille entière, et une famille de huit personnes? Peut-être, dira-t-on encore, le poison vint-il à manquer? mais on en trouva d'assez fortes quantités dans des poches que l'infortunée avait laissées suspendues à une chaise dans un appartement ouvert. Non, je le répète, l'innocence de la fille SALMON ressortait surtout de cette circonstance qu'un empoisonnement collectif n'avait donné lieu à aucune indisposition un peu grave. Les médecins qui ont été appelés dans des cas de ce genre

savent bien que les choses se passent tout autrement.

CHAPITRE SIXIÈME ET DERNIER.

DE LA PREUVE MORALE POUR CONSTATER L'EMPOISON-NEMENT.

I. L'examen que je viens de faire des principales divisions de la séméiotique toxicologique, a
dû démontrer que lorsque le médecin expert n'a
pu trouver le poison en nature, il est réduit à n'a-
voir que des présomptions plus ou moins fortes.
Mais ces présomptions, quelque entraînantes
qu'elles paraissent, peuvent-elles produire la conviction que réclame une matière aussi délicate,
lors d'ailleurs que les preuves morales leur sont
favorables ? Telle est la question qu'il s'agit de
résoudre maintenant, d'autant qu'il me semble
qu'on a généralement mal apprécié la manière
dont les preuves morales doivent intervenir dans
la solution du problème médico-légal de l'empoisonnement, et l'influence qu'il leur est donné
d'exercer.

Et d'abord, dans les cas de présomption d'empoisonnement, il faut entendre, sous le nom de
preuve morale, cette masse d'inductions qui peuvent servir à fortifier cette présomption, et qu'on
peut tirer des diverses circonstances morales où se
sont trouvés la victime ou le prévenu. Or, ces cir-

constances se rattachent à des maladies, à des intérêts, à des passions dont la nature, la force, les égaremens peuvent témoigner de tant de manières que l'empoisonnement a été volontaire ou criminel.

Cette preuve morale ne peut être légitime qu'autant qu'elle est acquise avec toute l'impassibilité de la justice, qui a pesé la valeur des débats contradictoires, et su se prémunir contre les préventions ou les méprises que ces sortes d'événemens font naître si fréquemment. Aussi les difficultés inhérentes à l'appréciation des circonstances morales d'un empoisonnement sont tellement grandes, qu'il doit être bien rare que le médecin légiste puisse les invoquer avec sécurité pour corroborer les preuves physiques et médicales. Cette assertion est pour moi si incontestable, que je ne saurais partager l'opinion de M. FODÉRÉ, qui, tout en convenant que les circonstances morales sont bien éloignées de former seules une preuve d'empoisonnement, et que le médecin doit s'en défier, veut cependant qu'il les appelle à son secours, dans certains cas, comme supplément aux preuves physiques (1). Quant à moi, je regarde la preuve morale comme n'étant nullement du ressort de l'expert. Son rôle se borne à évaluer les preuves physiques et médicales, bien entendu que, parmi ces dernières, il pourra comprendre aussi les disposi-

---

(1) Méd. lég., tom. IV, p. 309.

tions maladives du moral de l'accusé lorsqu'elles lui seront suffisamment connues.

Un homme meurt empoisonné : il s'agit de décider si l'empoisonnement a été volontaire ou criminel ; la question peut être éclaircie par des faits physiques et des preuves morales.

Si l'on trouve dans les voies digestives, soit un acide minéral, soit de l'arsenic à gros grains, voilà les preuves physiques de suicide, fondées sur l'impossibilité de faire avaler à un individu, sans qu'il s'en aperçoive, des liquides d'une saveur aussi caustique, ou des corps solides d'un si gros volume. Ces preuves, l'expert est en droit de les faire valoir sans sortir de son domaine.

Mais si, n'apercevant aucune de ces circonstances qui dénotent l'empoisonnement volontaire, il vient à apprendre que l'individu empoisonné était en proie à un amour malheureux, qu'il avait éprouvé de grands revers de fortune auxquels il n'avait pu se résigner, etc., sera-t-il suffisamment autorisé, par ces renseignemens, à se prononcer pour un empoisonnement par *suicide ?* Non certes : il se contentera alors d'établir qu'il y a eu empoisonnement, et qu'il a été l'ouvrage d'un tel poison ; le reste, il le remettra à la sagesse du jury ; et s'il se permet d'en faire mention, ce ne peut être qu'en énonçant comment il s'est procuré ces lumières.

Si je refuse au médecin légiste le droit de faire intervenir, dans son rapport, les preuves morales,

ce n'est évidemment que parce que je ne crois point qu'il ait en son pouvoir la faculté de les mettre dans tout leur jour; c'est donc à d'autres qu'au médecin qu'est réservé ce genre d'évaluation. Ce principe une fois admis, je reconnais, d'un côté, que les lumières que peut fournir la preuve morale sont quelquefois de nature à donner toute la force d'une démonstration aux probabilités établies sur des données physiques ou médicales; de l'autre, je prétends que ces preuves morales perdent ou gagnent en valeur, selon que les preuves négatives ou positives acquises et avancées par l'expert leur sont contraires ou favorables.

II. Les toxicologues ne sont pas tous du même avis sur la manière de constater l'empoisonnement : les uns, envisageant l'analyse chimique comme très-utile, mais sans être indispensable, croient pouvoir prononcer affirmativement, d'après la seule considération des symptômes morbides, des lésions organiques et des circonstances morales; les autres sont plus difficiles, et exigent, dans tous les cas, la découverte matérielle du poison, soit par la détermination des caractères botaniques ou zoologiques, soit par l'analyse chimique.

Chacun de ces partis a ses inconvéniens. La logique indique manifestement : 1° qu'il est des cas où la certitude dépend de la découverte du poison; 2° qu'il en est où, sans trouver la substance vénéneuse, on peut obtenir le degré de conviction nécessaire. L'homme qui voit Paris a sans doute la certitude la plus grande de l'existence de cette ville : mais n'a-t-on pas cette certitude sans y avoir été, au point du moins que comportent les jugemens humains? Ne suffit-il point d'une conviction du même genre pour juger, par exemple, un crime d'assassinat lorsqu'on n'a point de témoins *de visu?*

Voici donc comment doit être appréciée la force des preuves morales dans leurs rapports avec les probabilités physiques et médicales.

Première supposition. — Je suppose qu'un homme soit accusé d'en avoir empoisonné un autre en employant un poison végétal de la classe des narcotiques, et que les symptômes offerts par la victime, ainsi que l'état de ses organes, après la mort, répondent à ce qu'ils sont généralement dans un empoisonnement de ce genre. Je suppose, de plus, qu'il soit démontré, dans les débats judiciaires, que le prévenu s'est procuré furtivement un poison narcotique ; qu'il a administré des boissons ou des alimens à l'individu empoisonné ; que celui-ci a éprouvé bientôt après des accidens assez graves pour amener sa mort ; que l'accusé avait intérêt à se défaire de sa victime ; qu'il n'a pu justifier de l'emploi de cette substance narcotique qu'il avait acquise, etc., etc. Ira-t-on prétendre qu'il n'y a pas certitude d'empoisonnement, parce que toutes les tentatives qui ont été faites pour découvrir un poison ont été infructueuses? Par cela seul qu'il est prouvé que le crime a pu être commis au moyen d'un poison végétal insaisissable par l'analyse, l'inutilité de la recherche chimique est toute en faveur de la preuve morale, et en augmente la valeur.

Deuxième supposition. — Un homme est accusé d'être l'auteur d'un empoisonnement. Il est prouvé qu'il avait acheté de l'arsenic dont il n'a pu indiquer péremptoirement l'usage ou dont on a trouvé sur lui une certaine quantité, et l'analyse a réussi à constater la présence de l'arsenic, soit dans les matières vomies par l'individu qui a succombé, soit dans celles trouvées, après sa mort, dans les voies digestives. Cet accord n'ajoutera-t-il pas une grande force à l'accusation? ou plutôt, si les autres circonstances déposent dans le même sens, n'en résultera-t-il pas, dans l'esprit du juge, une conviction menaçante pour l'accusé?

Troisième supposition. — Le prévenu d'un empoisonnement a eu en sa possession de l'arsenic, qui est, comme l'on sait, l'un des poisons sur lesquels la chimie a le plus de prise. L'analyse a été pratiquée en temps opportun et sur les matières qui devaient le mieux recéler le poison; elle a été conduite avec toute l'habileté désirable; on ne peut trouver, dans les faits exposés, aucune raison de reprocher à l'expert qu'il a négligé quelque source de lumière, et cependant tous ses efforts n'ont pu mettre en évidence aucune trace ni d'arsenic ni de tout autre poison : qu'on me dise si cette preuve négative n'infirmera pas l'accusation, et si, malgré toutes les circonstances morales qui suggèrent que le prévenu a pu commettre son crime au moyen de l'arsenic, on osera regarder l'empoisonnement comme démontré ! Telle n'est pas ma pensée.

III. La preuve morale est donc, comme on voit, subordonnée en très-grande partie à l'épreuve chimique toutes les fois que cette épreuve aurait dû être efficace, soit par la nature des substances qu'elle aurait eues à dévoiler, soit par l'opportunité des recherches.

Ainsi, si l'expert a pu agir sur les matières vomies ou contenues dans l'estomac ; si rien n'a été perdu de ce qui peut renfermer le poison ; si la mort a été assez prompte pour qu'on puisse penser que la matière vénéneuse n'a pas disparu par absorption ; si les recherches ont été suivies avec habileté et suffisamment variées ; si cependant les preuves morales font présumer l'emploi d'un poison minéral, et surtout d'un poison qui n'agit qu'en assez grande quantité, etc., il est certain que l'ascendant des preuves morales qui déposeront contre le prévenu en sera de beaucoup affaibli.

Au contraire, s'il n'est question que d'un poison végétal, par cela même peu susceptible d'analyse, ou bien lors même qu'il s'agirait d'un poison minéral ; si la recherche n'a été faite que long-temps après le début des accidens ; s'il y a eu jusque-là d'abondans vomissemens, et qu'on n'ait pu en examiner la matière ; si le poison avait été employé sous forme liquide; en un mot, si l'analyse n'a pu être faite qu'au milieu de toutes les circonstances qui lui sont contraires, il est certain qu'il en résultera plus de force pour les preuves morales.

Si je ne me trompe, c'est ainsi que les résultats négatifs ou positifs de l'expert, mais surtout les premiers, peuvent affaiblir ou fortifier l'ensemble des probabilités morales.

IV. Voici un fait rapporté par le docteur Giraud St-Rome, et qui me paraît très-propre à démontrer jusqu'à quel point la nature du poison et les circonstances au milieu desquelles on en fait la recherche peuvent servir à infirmer les suggestions morales.

Dans une petite ville du Dauphiné, une dame jouissant de la meilleure santé, se met à table pour souper en famille; elle avale deux ou trois bouchées, se plaint d'un violent mal de cœur, se renverse contre le dossier de sa chaise, et meurt.

Une mort aussi inattendue pouvait aisément être attribuée par le public à quelque cause extraordinaire, d'autant que les relations de cette dame avec son mari semblaient devoir encourager les soupçons. Plusieurs scènes de mésintelligence entre les deux époux avaient transpiré dans le public; on donnait tous les torts au mari, qui passait pour vivre en concubinage avec une domestique dans sa propre maison. On assurait qu'à plusieurs reprises il y avait eu des voies de fait, au point que la femme avait dû appeler du secours, et on ajoutait que, dans l'intention d'obliger son mari à changer de conduite, la dame avait fait son testament en sa faveur quelques mois auparavant.

Il n'en fallait pas tant pour accréditer le bruit d'un empoisonnement. On soupçonne la domestique; on l'arrête. Un paquet contenant une poudre blanche est trouvé sur elle.

Le mari, qui apprend cette circonstance, en est tellement épouvanté, que, pour faire cesser les poursuites, il offre à la famille de sa femme d'annuler le testament olographe qui avait été fait en sa faveur.

On sent combien un pareil concours de circonstances était propre à fortifier les présomptions d'empoisonnement.

Des experts sont nommés par le juge de paix pour procéder à l'examen du cadavre : c'étaient trois chirurgiens qui ne se doutaient probablement pas des difficultés ni de la gravité de leur mandat. Ils se contentent d'ouvrir le bas-ventre, et apercevant les taches verdâtres que la bile dépose sur les parties qui avoisinent la vésicule, ils les prennent pour des points gangréneux, et n'en veulent pas davantage pour attester qu'ils sont le produit de l'action d'un poison corrosif.

L'officier public qui avait assisté à cette singulière expertise, fut porté à se défier du rapport, soit par la légèreté de l'examen, soit par le vague de la rédaction. Il demanda à l'autorité supérieure l'adjonction d'autres experts. Un complément d'instruction est ordonné. Quatre nouveaux experts viennent se joindre aux trois premiers. Ils constatent avec surprise que l'estomac n'avait pas même été ouvert. On n'y trouve qu'une très-petite quantité d'alimens dont la digestion n'était pas même commencée. Tout y est dans l'état naturel; la membrane muqueuse n'offre pas la plus légère trace d'altération, soit dans sa couleur, soit dans sa texture; le reste du tube intestinal ne renferme non plus aucun vestige de lésion; on ne découvre dans les cavités splanchniques, attentivement examinées, rien qui puisse être réputé la cause de la mort. On fait avaler à des animaux une partie des matières trouvées dans l'estomac; on en projette sur des charbons ardens : ces deux épreuves ne donnent aucun indice de la présence d'une matière vénéneuse. Bien plus, on constate que la poudre blanche trouvée sur la prévenue n'est que du sucre qui ne contient rien d'étranger.

On est ainsi amené à conclure que la mort de la dame avait été le résultat d'une affection nerveuse intense, sans la coopération d'un poison. C'était ici une de ces affections spasmodiques que les passions vives et profondes, telles que la colère, la jalousie, peuvent faire naître et rendre mortelles.

V. Comment ce fait se rattache-t-il au sujet dont je m'occupe ?

Je passe sous silence la légèreté coupable avec laquelle les premiers experts procédèrent aux épreuves et prononcèrent. Je ne critiquerai pas non plus les recherches et les essais bien vagues exécutés par les seconds experts pour constater l'absence de toute matière vénéneuse dans l'estomac. Je me borne à quelques réflexions qui découlent naturellement de l'énoncé des faits.

Nul doute que les suggestions morales étaient de nature à faire croire à la réalité du crime ; elles eussent été bien plus fortes encore si la poudre trouvée sur la servante avait en effet recélé de l'arsenic. Eh bien ! je soutiens qu'alors même, si l'analyse bien dirigée n'avait rien découvert dans les premières voies, le crime n'aurait pu être admis.

La femme était morte subitement. Or, nul poison introduit avec les alimens ne pouvait produire son effet aussi promptement.

Il n'y avait point eu de vomissemens : toute la matière toxique devait donc se retrouver sans perte dans les voies digestives ; et quel que fût le poison, l'énergie de ses effets pouvait faire espérer qu'on le retrouverait en assez grande quantité. De plus, ce poison, étant de l'arsenic, fesait partie de ceux qui sont facilement saisissables. Ne point en découvrir de traces, malgré ce concours de circonstances si favorables à l'analyse, c'était une preuve qu'il n'y en avait point.

Si le poison avait été du règne organique, c'est-à-dire de ceux qui échappent à nos moyens chimiques, les suggestions morales eussent pu acquérir plus de force, ainsi que j'ai déjà eu occasion de l'énoncer. Mais elles devaient naturellement s'effacer devant cette circonstance que le poison était un de ceux sur lesquels l'analyse a le plus de prise, etc. , etc.

Ces réflexions, que je pourrais multiplier, montrent quels sont les principes qui doivent servir à évaluer l'ascendant des preuves morales. Les généralités auxquelles j'ai dû me borner pour éviter les longueurs, suffiront, je l'espère, pour apprendre quel esprit on doit apporter dans ces expertises , et quelle est la part qui revient de droit au médecin et au juge dans ces appréciations difficiles.

FIN.

TABLE DES MATIÈRES.

ERRATA.

Faute de rédaction : à la pag. 155, lig. 3, au lieu de :
« autour desquelles les membranes du viscère, etc., etc. »,
lisez : autour desquelles les membranes du viscère ont leur
limbe de la même épaisseur, quelquefois dur et en bourrelet, au lieu d'être aminci et comme corrodé peu à peu,
ainsi qu'on, etc. Voy. d'ailleurs la pag. 306, où ce passage est reproduit.

A la pag. 188, lig. 17, au lieu de : 84 avaient, etc.,
lisez : 24, etc.

A la pag. 261, lig. 3, au lieu de : poisons carbonisables en totalité, lisez : *poisons non carbonisables.*

CLASSE II. *Bles par le feu, d'origine orgaɹ partiellement.*

ORDRE I.)RDRE II.

*Poisons partiellement cɩbles ou destructibles par le feu
sables, et qui ne sonigine entièrement organique.
gine organique que
de leurs matériaux.* - ACIDES ORGANIQUES.
es bases. 2. Rougissant le

1. Exposés au feu
charbonnent et se ca'*ON I.* — ACIDES FIXES.
en partie. 2. La calc: fortement le tournesol. 2.
laisse un résidu ab'le. 3. Se charbonnant sur
non organique. 'ens. 4. En cristaux ou cris-
TARTRATE ANTIMO'ès-solubles à l'eau.
POTASSE. 1. Blanc, sa'QUE. 1. Chauffé dans une fiole,
tallique. 2. Soluble à l'ie, se condense en petits cris-
Dissolution incolore. 4. R'un peu de résidu charbonneux.
jaune orangé par l'acide're saturé par une base, sa dé-
sulfurique ou les hydro'is complète. Les produits gazeux
5. Le résidu de la calciﬆtion sont absorbés en partie par
l'air, traité par l'eau, la'ils louchissent, et le résidu brûle
caline. 6. La portion d'bleue. 3. Il précipite l'eau de
calciné insoluble à l'eau sels calcaires. 4. L'oxalate de
luble dans l'acide nitrique'e est soluble dans l'acide nitri-
est soluble dans l'acide's un excès d'acide oxalique.
chlorique. 8. Cette dissol'IQUE. 1. Destructible par la
troublée par l'eau dist'souﬂant, exhalant des vapeurs
Traité au chalumeau sur 'in charbon spongieux. 2. Pré-
bon, ce sel noircit et d'haux, mais non la dissolution
globules métalliques. .3. Le tartrate de chaux étant
ACÉTATE DE PLC'e nitrique et dans un excès d'a-
Blanc, saveur douceâtr'Formant avec la potasse un sel
luble à l'eau. 5. Dissol'i soluble.